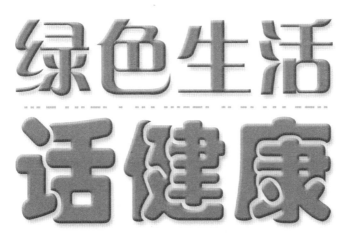

绿色生活
话健康

谢延科◎主编

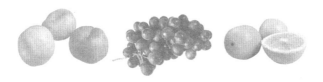

山西出版传媒集团 山西科学技术出版社

图书在版编目（CIP）数据

绿色生活话健康 / 谢延科主编 . — 太原：山西科学技术出版社，2023.10

ISBN 978-7-5377-6313-4

Ⅰ.①绿… Ⅱ.①谢… Ⅲ.①保健—普及读物 Ⅳ.① R161-49

中国国家版本馆 CIP 数据核字（2023）第 134611 号

绿色生活话健康
LVSE SHENGHUO HUA JIANKANG

出　版　人	阎文凯
主　　　编	谢延科
策　划　编辑	杨兴华
责　任　编辑	翟　昕
助　理　编辑	文世虹
封　面　设计	杨宇光

出版发行　山西出版传媒集团·山西科学技术出版社
　　　　　地址：太原市建设南路 21 号　邮编：030012

编辑部电话　0351-4922078
发行部电话　0351-4922121
经　　　销　各地新华书店
印　　　刷　山西万佳印业有限公司

开　　　本	880mm×1230mm　1/32
印　　　张	9.75
字　　　数	186 千字
版　　　次	2023 年 10 月第 1 版
印　　　次	2023 年 10 月山西第 1 次印刷
书　　　号	ISBN 978-7-5377-6313-4
定　　　价	48.00 元

序1

　　亦师亦友的谢锡亮主任医师是中医澄江学派承淡安先生的高足，也是山西省名中医、针灸泰斗。其孙辈延科，聪颖过人，近又有新书拿来，请求为之写序，翻看讲"绿色生活"，颇有新意，概括得比较全面，适合现代人的养生理念。中医历来重视未病先防，所谓"治未病"者也。《素问·四气调神大论》中指出："是故圣人不治已病治未病，不治已乱治未乱，此之谓也。夫病已成而后药之，乱已成而后治之，譬犹渴而穿井，斗而铸锥，不亦晚乎。"

　　21世纪以来，现代医学也正从"疾病医学"向"健康医学"发展，从重治疗向重预防发展，从针对病因的对抗治疗向整体治疗发展，从重视对病灶的改善向重视人体生态环境的改善发展，从群体治疗向个体治疗发展，从生物治疗向心身综合治疗发展，从强调医生作用向重视病人的自我保健作用发展。顺应潮流养生项目也的蓬勃发展如雨后春笋般出现，延科师从名家，有专业知识，利用中西医结合的优势来讲养生，会更周全一些。

　　"减"在日常生活中大家都或多或少地做过一些，做得对与错，做了多少往往没人在意，本书对此有详尽的讲述，希望大家能够从中获得益处。据报道，我国目前亚健康群体约有 7 亿人，知识分子、企业管理者、机关干部人群 70% 以上处于亚健康状态。在步入中年的人群中，亚健康群体状态的比例接近 50%。亚健康状态多发生在 35~45 岁的脑力劳动者。《"健康中国 2030"规划纲要》提出，推动全民健康生活方式行动，强化家庭和高危个体健康生活方式指导及干预，开展健康体重、健康口腔、健康骨骼等专项行动。

在生活上做减法的目的是为了在健康上做加法，我们所寻找的各种方法都是为了人类的健康，拥有一个健康的身体是每一位中老年人的梦想，及早开始规划如何保养自己的身体就显得尤为重要了。

让身体年轻十岁不是梦想，坚持下来可以做到。老朽不才，但也同意这个观点，并乐为之序。

国医大师

序2

　　针灸的治疗方法讲究"简、便、廉、验"，这次延科提出用"减"来倡导绿色生活，有异曲同工之妙。看见许多病人由血管堵塞而引起的偏瘫来针灸，我就意识到如果他们有养生保健的意识，及早治疗"三高"，恐怕这些疾病的发病率会大大降低，这是"治未病"，值得提倡。

　　延科随我习医多年，本应成为一个好的针灸医生，但其不满足自己的知识，遂又去医学院学习了西医临床专业，在药业又浸淫数年，现在用大数据来讲养生有根有据，回归医生为人治病防病的初心，我大力支持。

　　早在唐代，医家孙思邈提出了"上医医未病之病，中医医欲病之病，下医医已病之病"。近年来国家倡导中医"治未病"，国家中医药管理局举办了"治未病"健康基石为主题的系列活动和"治未病"工程，提出了中医特色的防保服务体系，将会对中国的慢性病预防有很大的促进。

　　一个人不良生活方式形成后，要想改正往往靠自律和他人的监督，改变以后的好处人所共知，通过这种专业的方式来做，号召更多的人参与进来，就像戒烟一样相互鼓励、监督，生活方式病的发生率就会大大降低，对整个社会都是有益的。

　　我回想从医经历，牢记老师教诲，用针灸的"简、便、廉、验"医治了无数病人，灸法更是安全稳妥，经济节约，成本很低，易学易用，用简单的灸法可以治疗许多疑难杂症，灸法是预防疾病的好方法，像大椎、足三里都是预防疾病的常用穴位，简单的施灸就会收到意想不到的效果。在生活上简单快乐，"减"之一字都会有意无意中在生活中用到，此次总结出来，加以宣传，希望对社会有益，将好的方法发扬光大。

谢锡亮

前言

　　一直以来，看见身边有人大腹便便地走过，或听到哪个朋友血脂高了、血压高了、尿酸高了，总觉得他们应该降一降、减一减了，也总想把自己的感受及经验写出来，种种原因始终未能如愿。近日计划做一个养生课题，便觉得由来已久的想法终于可以付诸实施了，为避免一家之言，便约请了深圳市各医院的知名专家、武汉大学发展与教育心理研究所所长戴影频女士、青岛大学天然色素研究所所长张慧教授、第四军医大学西京医院杜永平教授、中国人民解放军总医院针灸科关玲博士等专为撰稿，此提议一出，得到的各界响应令我始料不及，更加觉得责任重大，决心将此书的编写工作组织好，早日付印，让大众早日知晓养生之妙。

　　此书旨在倡导一种健康的生活方式，通过调整日常的生活方式来达到健康的目的。我们生活在物质丰富的时代，导致身体也承受了不必要的负担，身体超重，内脏组织被脂肪取代，功能下降；同时人作为食物链的顶端，体内也蓄积了不少的毒素、重金属等有害物质，影响了神经系统的正常功能，由此衍生出了各种疾病，但这些都是可以通过改变生活方式来预防的，这对个人、家庭和社会都有莫大的好处。

我国古代很早就对人与自然和谐相处具有清晰的认识，天人合一、道法自然、依山傍水而居、顺势而为等观念，都含有朴素的生态文明思想。中医养生讲究人体的宇宙观，顺四时而适寒暑。春、夏、秋、冬一年四季更替，周而复始，其中春、夏属阳，秋、冬属阴。阴阳之气随着四时季节的变化而消长，这也是万物生、长、化、收、藏的根本原因所在，所以古人主张春、夏养护阳气，以适应生长的需要，秋、冬养护阴气，以适应收藏功能的需要，用这样的养生方法来顺从自然变化的规律，就能和万物一样自然而然地随着生、长、化、收、藏的生命运动节律来生活。

现代社会有了照明后，变得白天黑夜不分了，有了空调和冰箱后对人体小宇宙来讲，变得四季不分了，这样就出现了许多问题，此时更需要一种适应现代科技的生活方式来保障我们的健康。现代人类所患疾病中有45%以上与生活方式有关，而导致死亡的因素中有大约60%与生活方式有关，多种慢性非传染性疾病与不健康的生活方式有直接或间接的关系，如高血压、冠心病、肥胖症、糖尿病、痛风、恶性肿瘤等，这些原来以老年患者为主的疾病，现在患者已经有"年轻化"的趋势。鉴于此，我们首先强调"减法生活"，再有日常的自我检查，身体健康了，就能使自己过得简单快乐。

通过调整日常的生活方式来达到健康的目的，用"减"可落地实施的办法使疾病减少，既注重大的环境影响，更注重日常的行为细节，希望更多的人为道日损，健康长存！总的来说，"减"是要减掉身体赘负及精神压力，审视一下我们的身体，有太多需要减下去的了：可用身体质量指数来评估个人体重和健康状况，为自己塑造一个健美的形体；"三高"是许多慢性病发生的基础，为了减少慢性病的发生，减"三高"是许多人的当务之急；还有毒素、精神负担等都是我们要减掉的。碱性食物是现代人的必需品了，通过长期弱碱性食物的摄取，使身体逐步形成一个弱碱性的环境，可以减少肿瘤等的发生概率。

检查对个人来说大致分三种方式进行：一是自我观察每天身体局部有没有微弱的变化，及时发现问题；二是定期进行健康体检，有问题早知道；三是发现问题了及时到医院进行详细的医学检查。检查还可以包括自己精神状态的检查，即孔子说的"吾日三省吾身"。

简单而快乐的生活人人向往，但很多人把事情复杂化了，想的太多会使人不快乐，要学会放下，学会大事化小，小事化了，心胸开阔，才能永远快乐。

通过做减法，指导人们形成一种良好的生活方式，最终达到"健"的目的。

2018 年《国民健康大数据白皮书》显示，疾病的发生与个人的生活习惯息息相关，调整与改善作息混乱、饮食不健康、精神紧张等不良生活方式能有效预防疾病；体力活动不足是造成患病的重要因素，适当增加运动能大幅改善自身的健康状况；遗传因素是造成患病的重要原因之一，因为遗传因素难以避免，所以要树立定期体检与筛查的意识，做到早发现早治疗。 一些重大疾病呈现出年轻化趋势。比如20~39岁区间，脑瘤发病率比十年前提高了80%；在30~40岁区间，有60%的接受调查者有不同程度的动脉硬化、血管堵塞；一线城市30~40岁区间，男性血脂异常患病率接近70%，女性则超过30%。

健康是一种责任。所以，社会迫切需要倡导一种健康的生活方式，基于此，我们提出生活方式绿色化，实现生活方式和消费模式向勤俭节约、绿色低碳、文明健康的方向转变，力戒奢侈浪费和不合理消费是我们国家一直在倡导的，实行出行绿色化、就餐光盘行动逐渐形成了习惯，就是观念转变的一个例子。

勤俭节约是中华民族的传统美德，但我们物质丰富以后生活变得由俭入奢了，大吃大喝使营养摄入量远远超出了我们人体的需求，形成的各种代谢病，令人痛惜。《资治通鉴》："取之有度，用之有节，则常足。"

漫漫人生路，壮哉中国梦！为了给我们的个人、家庭、社会赢得永续发展的美好未来，我们也应该积极参与，履行我们每个人应尽的社会责任，与其抱怨、着急，不如行动起来，从自己做起，从身边的点滴小事做起，倡导绿色低碳的生活方式，形成人人崇尚健康生活方式的新风尚！

或许有人觉得绿色生活方式离自己很远，好像我们什么也做不了，我们只能置之度外，其实错了，如果我们能时刻记住：给生活做减法，时刻检验自己，时间久了将会对我们自己的身体产生深远的影响，使我们的身体健健康康，可以更好地服务社会，造福家庭。

相信绿色梦、中国梦一定会实现！

谢延科

2020 年 8 月 26 日于深圳

2023 年 3 月 15 日于太原修改

目录

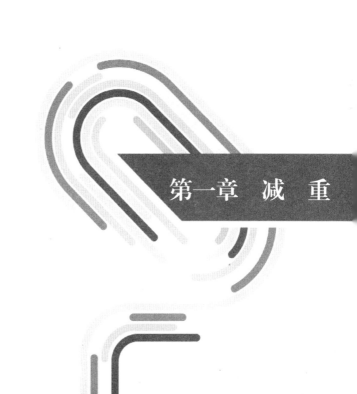

第一章　减　重

第一节　超重和肥胖

　　很多人都关心自己的体重，不惜以种种方式进行减肥，但只是简单地关心减了多少重量，至于减肥对身体的影响并不关心，因为错误的减肥方式而把身体搞垮的人不在少数，这些人连减肥的目标及终极意义是什么都不清楚。我们认为，减重的终极目标是为自己塑造一个健美的形体，同时保持健康，使自己的体重保持在一个正常范围，不会因为体重过大而对身心造成不良影响。

　　根据世界卫生组织的定义：身体质量指数（BMI）以18.5 ~ 24.9 为标准；BMI 等于或大于 25 且小于 30 为超重，BMI 等于或大于 30 为肥胖。BMI 等于体重／身高的平方，通常用于对成年人进行的超重和肥胖分类。其定义为体重除以身高的平方，单位为 $kg／m^2$。

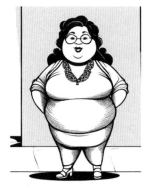

　　据世界卫生组织 2016 年的数据显示，全世界肥胖的人群比例高达 13%。英国《柳叶刀》杂志刊登了一篇有关肥胖的研究报告《疾病的全球负担研

究》。报告显示，如今全球有三分之一的人超重或肥胖。美国华盛顿大学卫生统计评估，当前全球超 20 亿人是肥胖人群。

现如今，全球大部分国家都面临非常严峻的国民肥胖问题。相信在未来的医学教育、医学研究和临床诊治中，各国将会围绕肥胖推进一系列新的战略和措施。

一、超重和肥胖的现状

2008 年，日本就已经立法管制国人的腰围。2011 年，当时的美国第一夫人米歇尔·奥巴马发起一项名为"让我们动起来（Let's Move）"的计划应对儿童肥胖问题，目标是"应对儿童肥胖的挑战，使他们成年时能达到健康的体重"。长期以来，超重和肥胖被视为高收入国家面临的问题，如今这一现象在中低收入国家也呈现上升的趋势。在新型经济体发展中国家（中低收入国家）中，儿童期超重和肥胖的增长率高出发达国家 30% 以上。

根据《中国居民营养与慢性病状况报告（2020 年）》的数据，中国成人中已经有超过一半的人存在超重或肥胖问题，成人（≥ 18 岁）超重率为 34.3%、肥胖率为 16.4%。这些问题在儿童中也并不乐观。根据本次数据，五分之一的 6～17 岁儿童和青少年、十分之一的 6 岁以下儿童存在超重或肥胖问题，且我国儿童超重、肥胖增长率是成人的 3.44 倍。据《中国儿童肥胖报告（2017）》数据显示，截至 2014 年，我国 7～18 岁城市男女生超重、肥胖检出率已分别达到 28.2% 和 16.4%，农村男女生分别达到 20.3% 和 12.8%。儿童肥胖已呈现全国流行态势，特别是近年来，农村学生中超重肥胖率增长速度加快。

二、超重和肥胖的人群

主要包括以下六类人群：食量很大的人（每次饮食分量特大，或饮食次数多）；吃东西速度快的人（吃的分量多，而且没有充分咀嚼）；吃东西不专心的人（吃饭时看电影或聊天，不知不觉就吃过量了）；习惯睡前进食的人（觉得吃饱能够产生睡意）；喜好油腻食物的人（油炸或烧烤的肉类食物、淀粉食物）；喜欢甜食甜饮的人（奶油糕点、西式甜品、碳酸饮料、冰激凌、巧克力）；大量抽烟、常常饮酒的人（空腹时抽烟或喝酒，搭配高热量食物）。

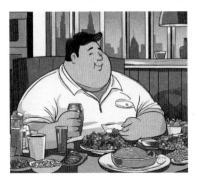

三、男女肥胖的差异

从生理学角度看，男性比女性的肌肉发达，基础代谢率比女性高 5%～10%，脂肪相对应该比较少，肥胖应该比较少。然而，现实中肥胖男性比肥胖女性要多。女性出于爱美的本能，会比较在意身形体态，她们不甘心肥胖而开始与之斗争。因此，女性会用尽各种方法减重塑形，从而使自己瘦下来。反观，因肥胖问题求医的男性并不多，大部分是在妻子或母亲的强迫下，才会正视自己的肥胖问题。

男性和女性肥胖的情况是不同的。从外表来看，不论男女，肥胖者都表现为大肚腩、粗腿、粗手臂、下巴赘肉……但其实大多数肥胖女性是虚胖，大多数肥胖男性是实在的胖。由于体格结构和体形特征有异，男性和女性的标准脂肪量也有所不同。男性脂肪量应维持在 10%~18%，女性则应维持在 16%~22%。

大多数男性的脂肪堆积在体内深处，主要在肠管周围（如常见的啤酒肚），这属于内脏脂肪，是比较难去除的脂肪，它们紧紧地依附在肝脏、肺脏、肠、胰脏、心脏等脏器表面，脂肪累积过多就会压迫内脏，从而影响内脏的正常功能。肥胖者易出现气喘、头晕、出汗、胸闷（甚者胸痛）、手指麻木、小腿抽筋、脚酸胀、易疲劳等。根据调查，有 98% 的男性肥胖者属脂肪层过厚，仅有 2% 是由激素变化引起的。

女性肥胖的原因主要是体内脂肪堆积、激素失调和水肿等。当机体的新陈代谢紊乱，脂肪组织体积增大，内在分子超出脂肪细胞间隙，就会形成皮下脂肪组织的微小结头。结头是容易堆积毒素的淋巴液，在体表表现为凹凸不平的波纹，又称为"橘皮组织"，表现为比较明显的松弛和下垂。一般女性肥胖主要集中在腹部、臀部或大腿外侧。女性的脂肪集中在皮下，容易消除。除体内脂肪累积外，女性肥胖的主要因素还有内分泌失调和水肿。

四、肥胖的危害

根据世界卫生组织的观点，肥胖和超重的根本原因是摄入热量与消耗热量之间的能量不平衡。多余的热量在体内囤积，日久变成顽固的脂肪等物质，堵塞在全身各处。脂肪等物质不但能造成肥胖或超重，还会产生各种危害人体的因子，如肥胖者血液中的内毒素含量显著高于体重正常者，这些因子会加速人体衰老，引发各种疾病。

对于成人来讲，超重者最常见的疾病是内分泌失调和代谢综合征，如胰岛素偏高、血脂代谢失调、尿酸偏高、血压偏高、血糖偏高等。超重或肥胖既是一个独立的疾病，又是 2 型糖尿病、高血压病、高脂血症、脑卒中和多种癌症的危险因素。随着体重的升高，非传染性疾病的患病风险也随之升高。

随着越来越多的儿童变胖，高血压病、糖尿病、高脂血症等慢性病也呈现出低龄化的趋势，甚至还可能影响社交，造成心理问题，如自尊心受挫、孤僻及抑郁等。儿童肥胖不但具有延续至成年的迹象，还将影响成年后的健康水平。

此外，肥胖也是哮喘、性早熟、女性多囊卵巢综合征（PCOS）、阻塞性睡眠呼吸暂停低通气综合征（OSA）、儿童非酒精性脂肪肝等疾病的高危因素。

肥胖问题将成为我国未来经济发展和公共卫生系统的绊脚石。要扫除这个障碍，除公共政策外，还需要从个人观念、家庭、社区等方面入手。

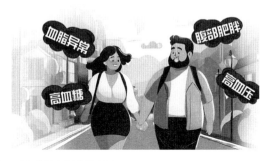

五、影响肥胖的因素

基因和环境都是体重升高的主要原因，两者相互作用。

瘦素和瘦素受体是人体内控制体重的基因。研究显示，某些基因与身体质量指数偏高有关，并且已有充足的证据表明肥胖至少是部分遗传的。例如，某些种族容易患上肥胖及和肥胖相关疾病，肥胖者的后代容易肥胖，某些基因是内脏型肥胖人群所特有的。超重与肥胖指数里，有 30%～50% 可以归因于遗传变异。更多的研究显示，基因和染色体与人类肥胖有关，人类肥胖基因图谱还在不断扩展中。

我们现在所处的环境和先辈们大不一样。古人吃的大多是素食，而且还经常忍受饥饿，人体的生理系统本质上处于适合素食的形态。体内也自然会产生一些具有"抗饥饿作用的基因"，以此来减缓体内的热能消耗和营养代谢，使人不容易产生饥饿感。而现在是食物丰盛的年代，且许多食物都是高脂肪、高糖、高热量、低纤维、低营养的，人体不仅不适应大量肉食（因为体内消化酶不足），而且遗传下来的这种具有"抗饥饿作用的基因"也成了一种负担；再加上工业科技带来的种种便利（如汽车、电梯、通信工具等），省掉我们大部分的体力劳动机会。科技迅速发展带给人类生活便利的同时，也造就了"促肥胖"的生活环境。

儿童的饮食习惯和运动方式与父母趋于一致，这也是肥胖及和肥胖相关疾病常常在家庭中流行的原因。肥胖者养成的生活方式和饮食喜好，也将一代一代地"传承"下去。

六、如何纠正肥胖

营养均衡和运动均衡，是预防和治疗肥胖的不二法门。

营养均衡主要是"吃"得健康。《素问·脏气法时论》有"五谷为养，五果为助，五菜为充，五畜为益"

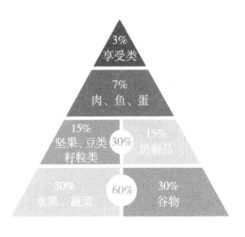

的记载。换言之，我们每日的饮食应该以五谷为主，五谷是脾胃化生气血的物质原料，一日三餐中都要保证有五谷的摄入；除此外，蔬菜是补充，水果是帮助，肉类是有益的，这三类应该适度摄入。具体到五脏如何吃才能更健康，将在第二节《营养平衡》中介绍。

运动均衡是建立在整体恒动观念和阴阳平衡思想基础上的，主张适度运动、动静结合、四时有别、因人而异。运动适度意思是"动"应有度，"动"应有节；动静结合意思是重视形与神的整体调摄；四时有别意思是运动养生方法都需要根据四季不同的气候特点进行相应的调整。具体到四季如何运动才更健康，将在第三节《运动平衡》中介绍。因人而异就是要找到适合自己的方式。

第二节　营养平衡

一、身体需要营养素

营养素是指食物中能被吸收及用于促进健康的基本元素，其中包括必需营养素、条件必需营养素和非必需营养素。

必需营养素是指蛋白质、糖类、脂肪、矿物质、维生素和水。

条件必需营养素是指在正常情况下不一定需要，但是对体内不能足量合成的人群是必须供给的营养素，这些人群包括生长发育不全、某些病理状态、遗传缺陷或肠外营养等条件下的人群。

非必需营养素是指机体能够合成或分泌，即使不摄入，也不会导致不利于健康的后果，包括无法正常生长发育、出现缺乏症状等，或者该营养素不是维持生命所必需但是是可以改善功能的成分，比如膳食纤维。

二、如何吃才更健康

1. 五谷与五脏

中国人的饮食以五谷为主，并辅以蔬菜及少量肉类。《素问·脏气法时论》有"五谷为养，五果为助，五菜为充，五畜为益"的认识，通俗来讲，就是说五谷是生命的根本，其他的蔬菜、水果、肉类等都是身体的辅助和五谷的补充。这段话告诫我们，要好好地吃主食。在摄入足够主食的基础上，再搭配一些应季、新鲜，最好是本地生长的蔬菜和水果。五谷有稻、黍、稷、麦、菽五种。稻即水稻，稻谷去壳后即俗称大米。黍为黄米，比小米大却比大米小。稷又称粟，有白、红、黄、黑、橙、紫各色小米。麦指小麦。菽为豆类的总称。

这些谷物分别滋养五脏，并各司职能，只有了解五谷对应五脏的部位，才能发挥其药性作用，不然大米还是普通的大米，而小麦也还是普通的小麦，只是单纯的果腹之物而不是平衡生息的谷物。

《黄帝内经》亦有五谷养五脏、一谷补一脏的描述，但在不同的篇章中有不同的认识。如《素问·金匮真言论》中云："东方青色，入通于肝……其谷麦……南方赤色，入通于心……其谷黍……中央黄色，入通于脾……其谷稷……西方白色，入通于肺……其谷稻……北方黑色，入通于肾……其谷豆。""五脏"与"五谷"对应的具体内容见表1。

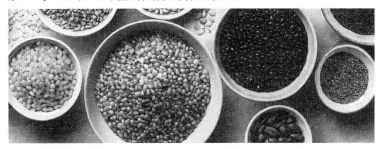

表1　《素问·金匮真言论》中五脏与五谷的对应关系

方位	颜色	五脏	五谷
东方	青色	肝	麦
南方	赤色	心	黍
中央	黄色	脾	稷
西方	白色	肺	稻
北方	黑色	肾	豆

　　《灵枢·五音五味》中云："……谷麦……脏心；……谷大豆……脏肾；……谷稷……脏脾；……谷黍……脏肺；……谷麻……脏肝。"具体内容见表2。

表2　《灵枢·五音五味》中五脏与五谷的对应关系

五脏	心	肾	脾	肺	肝
五谷	麦	大豆	稷	黍	麻

五谷养体，取长补短。一个人在不同的年纪及不同的身体状况下，各有赢弱、强盛的地方。好比一盆盛开的花，花朵鲜艳饱满，水分充足，如果现在还给它补充水分而不适时授粉，最后的结果也只能是烂根、花败而不能结果。

五脏各有其赢弱、强盛特点，一要取长补短，根据自身所需补充营养，如此饮食，才能达到既满足人体需要，又达到以此之长、补彼之短的作用。二要分五谷健五脏。虽然五谷有其"全面营养"的共通性，但也各有偏性，只有规避短处、发挥长处才能互为补充并升华。

虽然五脏与五谷的对应关系在《黄帝内经》中的描述有所不同。但根据《中医基础理论》中的相关内容，即大米→肺，高粱→肝，小米→脾，小麦→心，豆→肾。

（1）肺为相傅之官，稻补之

肺主气，司呼吸，能将清气向上宣发和向外布散，还能调节水液的运输，通过脉道汇注全身。它的功能与君主之官的心密不可分，有辅佐君主的作用，因此把肺称作"相傅之官"。

稻为水生植物，中医认为水生植物性偏寒凉，大米为白色，入肺经与大肠经，故能补肺阴、益肠、止烦渴、利小便，有补中益气、生肌的功效。肺热、咳嗽、咳黄痰之人，宜喝大米汤。

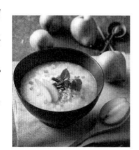

稻米润肺食疗方：清香梨粥。

梨，滋阴润肺，缓解燥热。在做粥时最好不去梨皮，梨皮是一种有用的中药，有清心润肺、降火生津的功效。一碗热气腾腾的梨粥入口，既暖了胃，也滋养了肺。

原料：梨一个，大米半杯，冰糖适量。

做法：梨洗净，梨核去掉，连皮切小块。大米淘洗干净后，清水浸泡 30 分钟。空锅里放入梨，清水煮开后倒入大米，转小火熬煮。煮到粥浓稠时，加入适量冰糖，直至冰糖溶化，梨粥绵软即可起锅。

（2）脾为谏议之官，稷补之

脾主运化，主升清，还具有统血的作用。脾五行属土，在身体的中央，负责机体的消化、吸收，布散水谷精微至全身。脾控制血液在脉中的流动，能够避免异常的出血等问题。另外，脾秉性缓和、中正，不偏不倚，所以能公正地反映问题，像一位向君主反映问题的谏官，故脾又被称作"谏议之官"。

稷即小米，有健脾和胃、补益虚损、和中益肾的作用，能治脾胃虚热、反胃、呕吐、消渴、泄泻。

小米健脾食疗方：小米桂花豆沙糕。

桂花可养颜美容，舒缓喉咙不适，改善多痰、咳嗽等的症状，红豆有化湿健脾的功效，比较适合脾胃虚弱的人。小米桂花豆沙糕可以养生健脾、调养生息。

原料：红豆沙一碗，小米一杯，干桂花一把，冰糖适量。

做法：小米用温水泡发至用手指搓搓可以碾碎的状态后，

倒掉部分水，留少量以保持小米的湿润度。用擀面杖将小米捣碎，保持颗粒感，并拌匀干桂花。取干净深底容器，刷上一层油后平铺小米，然后再铺一层豆沙馅，上面再铺一层小米。在表层淋少量的水，以利于蒸熟，入蒸锅，大火烧开水后转中小火蒸半小时左右即成。

（3）心为君主之官，麦补之

心主血脉，主神志。心如君主一样管控着人体血液的运行，各脏腑组织器官都赖于血液推动带来的营养，并能够循环往复。中国传统观念认为心主宰着人的精神、意识、思维和心理活动，如同君主般统筹人体，因此中医把心称作"君主之官"。

"五谷之贵"唯小麦。在五谷中，小麦是唯一得四时之气的植物。小麦秋天播种，冬天生长，春天长叶，夏天结果。根据小麦的生长特点，中医认为，小麦性平味甘，能够补益脾胃、补木生火，间接补益心气心血、止汗除蒸。所以心血不足、心悸不安、多呵欠、失眠、多梦、喜悲伤、多汗等症的患者适宜食用。

小麦养心食疗方：小麦豆浆。

大豆包括黑豆、黄豆等豆类植物，其中含有丰富的钙、磷、镁、钾等无机盐，还含有铜、铁、锌、碘、钼等微量元素，是自然界中的"奶牛"，可以配合小麦打成香醇的豆浆。

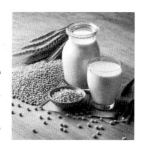

原料：大豆半杯，小麦半杯，白糖适量。

做法：大豆和小麦分别泡发，待用。使用豆浆机打成豆浆，加入适量白糖。

（4）肾为作强之官，菽补之

肾主藏精，主生长发育。肾气是构成人体及维持生命活动的基本物质，肾中储藏的精气能够发挥强大的作用，促进人体生长和发育。肾脏蕴藏着生机，使人体精力充沛，故各脏腑的盛衰都有赖于肾脏的健旺，因此中医把肾称作"作强之官"。菽，豆也。其中黑豆为补肾之最，味甘性平，归脾、肾经。中医认为，黑豆具有补肾强身、活血利水、解毒、润肤的功效，特别适合肾虚者食用，经过发酵的黑豆补肾效果更佳。

黑豆补肾食疗方：醋泡黑豆。

醋由大米、麸皮、小麦、高粱、糖或酒等酿成，是包含五谷精华的琼浆，在生活中不仅可以食用，也可用作美容护肤品。

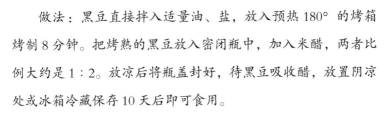

原料：黑豆半斤，米醋、油、盐适量。

做法：黑豆直接拌入适量油、盐，放入预热180°的烤箱烤制8分钟。把烤熟的黑豆放入密闭瓶中，加入米醋，两者比例大约是1∶2。放凉后将瓶盖封好，待黑豆吸收醋，放置阴凉处或冰箱冷藏保存10天后即可食用。

（5）肝为将军之官，黍补之

肝主疏泄及藏血，肝的功能正常能够保持机体畅达，通而不滞，散而不郁，并具有调节血量的作用。肝象征着一股阳气向上，冲破阴气的束缚，有着将军的霸气，为君主疏泄冲障，因此把肝称作"将军之官"。

蜀黍通名叫高粱，秋季采收成熟的果实，晒干，除去皮、壳用。蜀黍味甘性温，食疗价值相当高。中医认为，高粱性温，味甘、涩，具有养肝益胃、收敛止泻的功效，可使肝气升发，持续吃一段时间后，会有良好的功效。

高粱护肝食疗方：高粱野菜窝窝头。

野菜选用当季蔬菜，所谓不时不食，只有当季的蔬菜才是对人体最有益的，配合养护肝脏的高粱面，制作成风味独到的窝窝头，老少皆宜。

原料：高粱粉、野菜、酵母、豆渣、盐。

做法：野菜摘叶洗净，焯水后挤干水分，切成碎末待用。在面盆中加入高粱粉、豆渣、盐、酵母，加入适温的水后混匀。捏成面团，盖上毛巾，醒半小时。取适量面团，揉成鸡蛋形状，底部捏出一个小窝，称为窝窝头。上锅蒸制20分钟即可食用。

人类从一开始吃的是五谷杂粮。中医认为，人要想健康，就要靠水谷精微化生气血来营养五脏六腑。

2. 五味与四季

味入脏腑，各有效用。五味入五脏，并非越多越补益。只有用得好，补益作用才强；用得不好，会有一定的损害作用。

食物有酸、甘、苦、辛、咸五味。酸包括酸味和涩味，苦分为苦寒和苦温，甘包括淡味和甜味，辛是辛香、麻味和辣味，咸包括咸味和鲜味。

五味分别入五脏，各有其药理作用。这些理论在《黄帝内经》的多篇均有论述。如《灵枢·五味》："五味各走其所喜，谷味酸，先走肝；谷味苦，先走心；谷味甘，先走脾；谷味辛，先走肺；谷味咸，先走肾。"食物最初的味道是根据人们口尝而得出的。随着对食物认识的不断深入，最初的口感发展成一种抽象的概念，五味不再单单指药物和食物的味道，而是对药物和食物功效的概括。因此，根据食物各自味道的不同，对不同的脏腑产生相应的滋养作用。

让五脏和一年四季水乳交融。养生之道在于适度和全面，只有调和五味，才能激发出生命的活力。食物的味道越丰富，就越能汲取各种五行属性的精华。中国人做菜，讲究五味俱全，将阴阳五行之道，运用到一粥一饭之中，这就是养生的

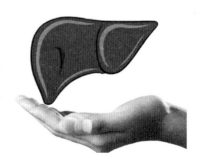

最高境界。

（1）肝、胆和春天

肝和胆组成肝系，属木。在一年四季中，春天是万物生发的季节，是属木的，是肝气最旺的时候。那么，人的心情也应该像草木一样舒展开来，尽情地沐浴阳光雨露，这就是最好的养肝之道。在春天这个季节，如果你心里有所喜，就尽量不要去压抑它。想做什么事，就大胆地去做，不要瞻前顾后。想吃什么东西，就大胆地去吃，不要担心发胖，因为你的心情舒展，顺应春天的生发之气，新陈代谢就会加速，吃下去的东西就会更多地转换成能量，让你精神十足。

（2）心、小肠和夏天

心和小肠组成心系，属火，因为心火温暖血液，推动血液运行，小肠把食物转化成营养精微物质，这样人体才能够吸收。

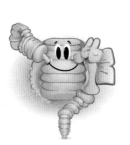

在一年四季中，夏天是属火的，夏天时人的心火也最旺，这是养心的关键时期。夏季是生长的季节，心火需要烧得旺一点儿，才能促进新陈代谢。心火旺，人的血液运行加快，出汗又多，心脏负担比较重。为什么人在夏季最想午睡呢？就是因为午睡是最养心的。午后（11:00—13:00）是人体气血循行心经的时间，即是心经当令的时间段，这时候休息一下就能养好心神。如果是老年人，最好每天都睡个午觉，保护心脏。如果是年轻人，虽然平时睡不睡午觉关系不大，但夏天最好能睡一会儿，哪怕趴在办公桌上打个盹儿也好。

经过一个夏天，父母往往发现，孩子猛然长高一头。夏天小肠功能旺，人体吸收营养多，是孩子长身体最快的时候。但夏天热，人又容易没胃口，很多人常常会说"苦夏"。所以，夏天要注意给孩子吃些开胃的东西，以此来保证营养的吸收。

（3）脾、胃和长夏

人体的脾和胃组成脾系，属土，因为吃下去的食物都由胃受纳，由脾消化，再化生为气血。脾胃又分阴阳，脾为阴土，胃为阳土。阴土好比河滩地，最怕洪水

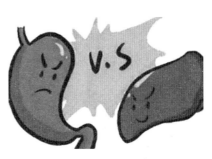

淹没，所以脾喜燥恶湿。如果体内水湿聚集，就会造成脾湿，影响脾的功能，常常表现为浑身困乏、嗜睡。阳土好比旱地，需要时时灌溉，所以胃喜湿恶燥。胃不好的人要多吃一下带汤水的食物，也是这个道理。

广东人很懂养生之道，吃饭时必定首先喝一碗汤，这是特别养胃的。有人说，那我喝点水行不行？不行。你别忘了胃喜湿，可是脾喜燥。汤跟水的性质截然不同，汤是营养液，喝下去以后能起到开胃的作用，其中的营养又能被脾吸收。而水只

会稀释胃液，不但不会保护胃，还会影响消化，多余的水分会给脾带来负担。喝含糖的饮料那就更不好，不但败胃口，过甜还会伤脾。

土养育万物，所以它统管四季，无论什么时候养脾胃都是保健的第一要务。自古以来中医就重视脾胃的重要性。人有胃气则生，无胃气则死；肾为先天之本，脾胃为后天之本。《黄帝内经》奠定了以脾胃为核心的藏象理论，《伤寒论》把时时顾护脾胃的思想贯穿其中，金元四大家之一的李东垣还有专著《脾胃论》以强调保护脾胃的意义。这些认识都是在提醒我们脾胃的重要性。一个人，不管他年龄多大，身体如何，只要胃口好，能吃能消化，那就不会有大事。

四季都要养脾胃，而一年中又有一个特殊的时期是最需要养脾的时间，那就是中医所说的"长夏"。每一年的农历六月是长夏。这个月特别湿热，湿气困脾，人常没有胃口。除环境中的湿气外，由于人在夏天一般吃的生冷食物比较多，体内的湿气很盛，内外交困，脾的功能受制，容易使人消化不良甚至腹泻。所以长夏时节要特别注意保护脾，多吃一些健脾利湿的东西，例如用荷叶煮粥喝，效果就特别好。

（4）肺、大肠和秋天

肺和大肠组成肺系，五行属金，具有肃降的功能，如果肺气不降，反向上升，人就会咳嗽；大肠为传导之官，将糟粕向下传导。金以越纯越好，所以肺容不得杂质。有时候人忽然咳嗽，不一定是着凉，有可能是灰尘等微物质通过气管直接进肺，肺受不了，就要想办法把它咳出来。

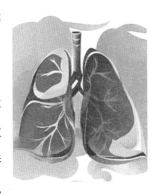

秋天属金，秋风一刮，无边落木萧萧下，一派肃杀、沉降的景象。秋天是收获的季节，人体也要贮备营养准备过冬，所以秋天要进补。补什么呢？初秋要补肺气，肺气足，才能把营养精微向下输送到肾，化为精气贮藏起来。这时，我们可以多吃一些补气的东西，比如鸡蛋、杏仁，平时就气虚的话，还可以用黄芪煮粥来喝。深秋要润肺滋阴，保养好人体的精气，不让其被无端的虚火给消耗掉。要多吃一些养阴的东西，比如银耳、枸杞。

（5）肾、膀胱与冬天

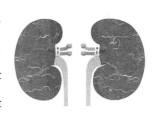

肾和膀胱组成肾系，五行属水。肾藏精，肾精化为肾阴，也就是肾水，滋养全身脏腑。膀胱排泄水液，也是靠肾的作用。肾虚，肾水不足，不是尿频就是小便不利，不只是影响生殖功能，而且全身脏腑功能都会减退。

肾水向上走滋养全身，需要依靠肾阳的温热、气化作用。所以，补肾不是吃点六味地黄丸那么简单。不能只补阴，一定要根据程度的轻重、阴阳侧重的不同再进行进补。

冬天属水，是养肾的季节。此时天寒地冻，水面凝结成冰，保持水底的温度，鱼儿才能过冬。人体的肾精也应顺应时节封藏在体内，保存实力。所以，冬天养肾，最关键的是不要过劳，少让肾的精气外泄，还要早睡晚起。因为过咸伤肾，所以冬天尽量要吃得淡一些；一些壮阳药、激素类药是靠透支人体元气来达到效果的，应尽量避免服用。做到这些之后，再来考虑补肾，这样才能补得进去。

从五脏的阴阳中，我们已经看出脾和肾是五脏中最需要补的两脏。从季节上来说，养生最重要的时间，就在于一冬一夏。冬病夏治，夏病冬治。一冬一夏养好了，整年就不容易生病。

3. 五味与五脏

一年四季中，五脏各有其旺盛的季节，那是不是在这个季节就应该多吃跟它同一五行属性的味道才对身体好呢？

恰恰相反，一个季节什么脏腑最旺，就要少吃跟它同样属性的东西。因为五味入五脏，起到的是"泄"的作用。这里所说的"泄"，是与"补"相对而言的。"补"是补这个脏腑之所长，也就是加强它的特性；而"泄"是指补这个脏腑之所缺，也就是抑制它的特性，这样来保持阴阳的平衡。在《素问·脏气法时论》中就有这样的认识："肝主春……肝苦急，急食甘以缓之""心主夏……心苦缓，急食酸以收之""脾主长夏……脾苦湿，急食苦以燥之""肺主秋……肺苦气上逆，急食苦以泄之""肾主冬……肾苦燥，急食辛以润之"。

五味养生之道，第一是适度。不管再好的东西，都不能过量，否则就会打破人体阴阳的平衡。第二是全面。生活的精彩就在于五味俱全。为什么泡在蜜罐里长大的年轻人会因为一点小事轻生，而历经磨难的老人却能乐观地活下来？因为只有品尝过痛苦的滋味，才能体会出幸福的甘甜。

（1）春吃甘，脾平安

甘味属土，土地养育万物，甘味的食物是我们主要的营养来源。如果你觉得身体虚弱需要补，不要急于去买补药，首先看看一日三餐，甘味的食品吃得够不够，最重要的是，有没有吃足够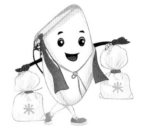的主食，主食就是碳水化合物含量较多的食物。

甘味不单指甜味，也包括淡味，就是没什么味道的东西，比如说米、面这些主食。甘入脾胃，甘味的食物有补中益气、调和脾胃的作用，米、面、玉米、白薯、糖类、各种淡水鱼虾、牛肉等都是甘味食品。

甘味能缓和药性。为什么喝中药不能放糖，就是怕解了药性。而药方中如果有些药物药性比较峻烈，就得放一点甘草调和一下。

甘味中的甜味能缓解疼痛和痉挛，虚寒腹痛、胃痛、头痛、抽筋时，喝点糖水就会感觉好些。甘味中的淡味能利尿渗湿，比如说薏苡仁，眼睑肿或是小腿浮肿的人就可以多吃一些。

土生金，肺属金。所以甘味的东西对肺也特别好，能润肺、补肺气、滋肺阴。肺是统管人一身之气的。气虚的人，中气不足、气短懒言、爱出汗、易疲劳，吃点甘味的东西就有补益的作用。

甘为土，土应四季之气。所以，无论哪个季节，都要以吃甘味食物为主。特别是春天，更要多吃。原因有二：春天是生发的季节，生长需要能量，甘味食品最能补气血；春天肝气旺，木克土，容易伤脾，甘味是脾的正味，能补脾。

甘味中，淡味或是微甜的食物是我们应该常吃的。适当的甘味补脾，但过甜则太腻，反而会阻滞脾的功能。孩子脾胃功能比较弱，需要吃甘味的东西补一下，但千万不能多吃甜食，吃多了，反而伤脾。孩子应该多吃米饭、面条、粗粮等主食，这些才是真正养脾、养身体的。

过甜除伤脾之外，还会伤肾。为什么？因为土克水，肾为水脏。吃甜食太多，会使人肾虚，容易得腰椎病和颈椎病。一般小时候特别爱吃甜的人，长大后反而吃得少了。这是人的本能选择，因为人小的时候脾弱，需要吃甜的；成人后，脾的功能强了，肾的功能却开始衰退。

纯粹的甘味是中性略微偏阴的。但别忘了，甘属土，是女性的象征，甘味跟别的味道搭配，就会随之而变换阴阳属性。甘味与酸味在一起，就转化为阴性，有滋阴的作用；甘味与辛味在一起，就会转化为阳性，有助阳的作用。甘味又是以柔克刚的。它会缓和酸味、辛味的偏性，而助长它们补益的作用。

甘属土，土的性格是厚德载物，它是最能包容的。甘味也是如此，它可以调和一切味道。不管是酸的，还是苦的、辣的，放些糖进去，口感就会好许多。做菜的时候，只要放很少一点儿糖，出来的味道就会不一样，而吃的人根本品不出甜味，只觉得好吃，这就是烹调的最高境界。

（2）夏吃辛，养肺金

现在爱吃辣的人越来越多，许多人甚至无辣不欢，这跟人们普遍体质偏虚、体内湿气重有很大关系。你看孩子就不吃辣的，因为他们自身的阳气已经很足。

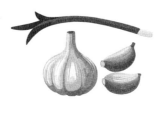

辛味，实际上包含好多不同的味道，麻味、辣味、辛香味都属于辛味，它们共同的特点就是气味浓烈。葱、姜、蒜、辣椒、各种香料，还有许多气味独特的中药，都带有辛味。

辛味属金。五行中金有沉降肃杀的特性，但辛为阳金，反而有上升发散的作用，就像烧红的铁锅，洒点水进去马上就蒸发。辛味最突出的就是它的气味，辛香四溢，它是向外散的，辛味的作用就是行气、发散、活血、化瘀，能促进气血流通，也就是促进人体的新陈代谢。凡是需要祛除外感病邪，或是调理气血瘀滞、虚寒，都会用到辛味的药物。

辛味入肺和大肠。

辛能宣发肺气。最常见的感冒，必用辛味药物来治疗。风寒感冒需要用辛温的药物来发汗，如果症状较轻，喝点葱姜水就可以，风热感冒需要用辛凉的药物来解表，比如银翘解毒片、桑菊颗粒等。辛味属阳，不补肺阴，所以肺阴虚的人，比如肺结核，就不要多吃辛味。

辛味入大肠，有燥的作用。特别是辛温的食物发汗作用强，吃多了就会耗伤津液。大便干燥的人不要吃太多麻辣的东西，以免加重肠道缺水的状况，造成便秘。辛属金，金生水，所以辛味能补肾。辛为阳金，补的是肾阳。肾阴虚的人，也就是夜里容易盗汗，总觉得手心、脚心发热的人，不要多吃辛味。肾阳虚的人，也就是体质虚寒，容易手脚冰凉、特别怕冷的人，可以用辛味来补。

同性相斥，秋天属金，最不适合多吃辛味。因为辛味能助肺气，肺气与秋气相通，秋天肺气已经很旺，再吃辛味，肺气过于上升，就会削弱其肃降的作用。肺气上逆，引起咳嗽，而且往往是燥咳，辛味发汗，秋天干燥，人体发汗过多就会缺水，也就是伤阴。

肺为金，肝为木，金克木，肺气太旺，对肝不利。爱吃辣的人，秋天一定要克制一点儿。所以，古人说，一年之中，秋不食姜。当然，这不是指一点儿不能吃，而是指不能专门去吃姜，像姜茶、姜糖最好避免。做菜的时候，姜是调料，该放还得放，跟别的食物一搭配就得以平衡。

哪个季节最适合吃辛味呢？夏季。一般人认为夏天热，不能吃辛辣的，其实不然。夏天人体毛孔张开，肌肤腠理疏松，最容易感受外邪，辛味是发散的，能帮助我们祛除表邪，不让它们停留在体内作怪。夏季热，人体的阳气都浮在表面，脾胃相对是寒的，这时候吃点辛辣的食物，可以开胃，促进脾胃的功能，而且辛味有发汗的作用，能帮助人体散热。

从五行生克来说，夏天属火，火克金，也就是克肺，肺主皮毛，肺气受制，就容易外感病邪。辛味入肺，就能助肺气，发散解表。

辛味的药物很多，在补药中，大家最熟悉的当归就是辛味的，当归味辛性温，补血作用很强。人人爱喝的菊花茶也是辛味的，菊花味辛性凉，能散风明目。

辛味在三餐中，以调料居多。各种香辣调料像葱、姜、蒜、花椒、胡椒、辣椒、大料、陈皮，都带有辛味。

（3）秋吃酸，护肝胆

大多数树木的果实和种了都带有酸味或涩味，它们往往是植物最富有营养的部分，所以酸味和涩味有收敛的作用，能帮助人体吸收和储存营养，保护精气不外泄，特别适合体质虚弱的人。

五行中，木有舒展升发的特性，酸属木，却主收敛。酸味和涩味是阴性的，它们是阴木，不是阳木。如果把木比作树木，那么阳木好比树木的枝干，向上舒展，而阴木好比树木的果实和种子，精华内敛。

酸属阴，酸味入肝胆，补的是肝胆之阴。阴代表水液，也就是说，酸味能促进肝血和胆汁的生成。酸味入肝，能平息肝火，有利于疏泄肝胆湿热；酸味补肝血，所以有些孕妇喜欢吃酸的，因为肝主生机，肝血是胎儿生长的营养来源。

酸味入胆，能促进胆汁分泌，可以解油腻、降血脂。高血压病、高脂血症、肝炎等患者，肝阳上亢者、性情急躁外向者可以多吃些酸的，而肝气郁结、气滞血瘀、忧虑内向者不能多吃。

还有什么人适合吃酸味？是心阴虚的人。如果你平素容易手心、脚心发热，心胸烦热，又常感觉心悸、心烦、失眠、多梦，那么你就可以吃些酸味的东西。

比如说酸枣，就是一味很好的安神养心的药。因为木生火，心属火，酸为阴木，可以养心阴，心阴足，就不怕心火过旺。注意：酸养心阴，不养心阳，心阳不振，感觉心胸憋闷、心悸不宁的人，不要吃太多酸味的食物。

什么人不能多吃酸味？脾虚的人，怎么判断自己是不是脾虚呢？最简单的办法就是看大便，如果大便总是比较稀，不成形，这种人一定脾虚。脸色发黄的人也多属脾虚。

为什么脾虚的人不能多吃酸味？因为木克土，而脾胃属土。酸为阴木，胃为阳土，阴阳互补，对胃来说，有酸味克制是好事，适当的酸味能起到开胃的作用。而脾为阴土，所以脾最怕酸多，酸会抑制脾的功能，影响营养的运化。脾虚的人要少吃酸。正常人只要在春天减少酸味食物就行，因为这是肝旺脾虚的季节。

春天属木，肝属木，酸也属木。春天为什么要少吃酸味呢？春天是养肝的季节，但养的是肝阳，肝气升发，把冬天潜伏在体内的病邪宣泄出去，所以对于一般人而言，反而要少吃些酸的才好，以免收敛过度，把病邪关在体内。

什么季节最适合吃酸味的食物？秋天。酸属木，秋天属金，金克木，其实就是说秋天肺气旺，可能克伐肝木，而酸味入肝，是肝的正味，这时候就应该用酸味来养肝。所以秋季是最缺木的季节，可以多吃些酸的东西。

我们吃的东西很少有纯粹的酸味，它往往跟涩味或者甜味夹杂在一起。大多数种子如莲子、菟丝子、山茱萸、芡实偏于酸涩，大多数水果则偏于酸甜。酸味和涩味都是阴木，二者相合，收敛的作用就加强。久病体虚的人，身体不能固摄精气，出现各种滑脱的症状，如长期咳喘、慢性腹泻、尿频，或是出汗多、各种出血症等，就要用味酸涩的药物来调理。虽然酸涩味入药疗效显著，但收敛性强，平常食用太多有过偏之弊，所以酸涩味的食物，品种不多，这是人类的自我保护功能进行筛选的结果，一般人都不会太爱吃口感酸涩的东西。

酸甜味的东西，爱吃的人就多。为什么？酸味属木，甜味属土，木和土是相克关系。酸味和甜味放在一起，能抑制彼此的偏性，比较平和，适宜常吃，所以酸甜口味的食物相对就比较多，酸味生津止渴，又能化解甜味的滋腻；甜味补益中气，又能缓解酸味的收缩之性。所以凡是酸甜口味的东西，都是滋阴的。你看中餐中，吃油炸的肉或鱼，多半要浇上糖醋汁。为什么？因为油炸的东西属于热性，配上酸甜味的糖醋汁，有滋阴的作用，就不怕热盛伤津。

（4）冬吃苦，把肾补

凡是烧得好吃的菜，你细细地去品，多半能品出一丝丝苦味来。一道真正的美食，只有香、辣、甜、酸这些讨人喜欢的味道是不够的，必须要掺杂一点苦味，滋味才会醇厚，才会让人有余味绵长的感觉。

五行中，火有温暖升腾的特性，苦味属火，但苦味又属阴，它是阴火，就像炉膛里烧剩下的灰烬，有余温的时候还有一点烘干的作用，如果完全冷却以后不把炉灰掏空，新火就烧不起来。所以，苦味的东西分两类：一类是苦温的，例如咖啡、红茶，祛除湿气的作用比较强，就是中医所说的"燥湿"；一类是苦寒的，例如莲子芯、绿茶，有清热、泻下的作用。

苦味入心和小肠，能泻心火和小肠火。凡是清热泻火的药，都有苦味。最为大家熟知的，就是苦瓜和黄连，专门解决口舌生疮、心烦失眠这类心火上炎的问题。小肠火其实也是心火，心火下注到小肠，传到膀胱，导致小便黄、疼痛，这种情况孩子比较常见，也要用苦味的药来治，比如黄连。

火生土。苦味属火，而脾胃属土。苦为阴火，脾为阴土，所以苦味对脾有好处，尤其是苦温的食物。脾恶湿，苦温的东西可以燥湿。用火烧过的食物就会变苦，而且是苦温的，这种食物就能健脾消积食。

有一个著名药组叫作焦三仙，是把山楂、麦芽、神曲这三味药炒焦后制成的，用于治疗积食特别灵验。还有焙过的鸡内金、烤馒头片、锅巴，这些用火烤过的东西，都是苦味的，都有健脾助消化的作用。

什么人不能多吃苦味？胃液不足的人，比如萎缩性胃炎患者。没有胃病的人，大吐大泄之后，或者吃过多的辛辣食物，也有可能胃液不足。于是胃部虚火，使人感到胃里隐约有火烧一样的痛感，这种人常口干舌燥，爱喝凉水。

胃液不足的人，要少吃苦味，因为苦为阴火，胃为阳土，苦味会抑制胃液的分泌，而胃喜润恶燥，所以苦味的东西吃太多会败胃口、伤胃津，甚至引起胃痛。如果遇到这样的急性胃痛，马上喝点糖水就能缓解。长期胃液不足的人，吃微甜的食物就可以滋胃液，比如银耳羹或者麦冬粥，都是很好的选择。

火克金，肺和大肠属金。苦味入肺和大肠，能起到泻的作用，清热降火。如果肺热咳嗽，苦味可以止咳平喘，比如百合和苦杏仁等。苦味入大肠，能泻大肠湿热，缓解便秘，比如大黄。

夏天属火，人的心火也旺。这个季节是不是应该多吃苦味的东西呢？不是的。除长夏之外，夏天反而不要多吃苦味，除非你确实出现心火上炎的症状。

为什么？夏季心火旺是正常的生理现象。夏天是生长的季节，心火就是要烧得旺一点，给身体多提供一些动力，才能促进新陈代谢。

苦味是泻的，通过泻下的作用来降心火，相当于釜底抽薪。正常的心火，就是心阳，是人体最宝贵的热能来源，岂能随便泻？

夏天如果害怕心火过盛，就不要吃苦味的食物，而应该吃一点酸味的食物。为什么？酸味平心火，不是靠泻，而是靠补，补的是肝阴，肝阴足，心阴就足，就不怕心火烧过头，这相当于在锅里多加点水，这样下面的火再大也不会烧干。

什么季节最适合吃苦味呢？是冬季。因为水克火，冬季属水，是最缺火的季节。冬天当养肾，吃点苦温的东西，苦温主坚，燥湿利水，有强壮肾脏的作用，比如羊肉就是苦温的。苦温又是阴火，不会灼伤肾阴。就像把捏好的泥人放在烧过的炉膛里慢慢地烘干，既不会烧焦，又能把泥人烧硬，更不会变形。

良药苦口利于病。但日常饮食中，苦味太重的东西，不可多吃。事实上我们每天所吃的食物，单纯苦味的也极少，也许只有咖啡和茶是例外。咖啡、茶，也不是纯粹苦味的，只是苦味相对比较重。为什么可以天天喝呢？因为咖啡和茶是必须要冲泡的，用的量很少，喝的时候还要加大量的热水。苦有燥湿的作用，加水一起喝就能避免伤津。苦还有清热的作用，用热水冲泡就能减少寒凉之性。明白了这个道理，你就掌握了喝咖啡和茶的学问。如果你阴虚火旺，体内缺水，就要少喝咖啡，更不要喝浓咖啡。如果你体质虚寒，就要少喝绿茶，更不要喝冰绿茶。

苦味在日常生活中较少见，但我们每天吃的苦味可不少，大多数食物都带有一点儿苦味。苦味最适合与别的味道掺和在一起，发挥协同作用。这不仅能增强养生的功效，而且有苦味打底，还更能凸显其他味道的香浓。

（5）少吃咸，能延年

咸味是至阴之味，越是咸的东西，阴性越强。而养生讲究的是阴阳平衡，所以咸味宜少不宜多，是五味中最应当谨慎食用的一味。

五味中的咸味实际上是指咸味和鲜味两种味道，所以咸味食物不一定都是口感咸的，也包括所有鲜味的东西，像黑豆、黄豆、猪肉、螃蟹并不咸，但也归属于咸味食物一类；味精、鸡精也是咸味食物。

海产品大多都是咸味食物，如紫菜、海带、海参、海蜇、蛤蜊、墨鱼等。

血是咸味的，凡是动物的血都是咸味食物，比如猪血、鸡血、鸭血、鹿血等。

咸属水，水为至阴之物，咸也是至阴之味，所以它与水的阴气相通，可以滋养人体的水液，通泄大小便，还能软坚散结，也就是软化和消散体内的结节和肿块。

五脏六腑中肾和膀胱属水，所以咸为肾和膀胱之正味。

咸入肾，其中鲜味重的食物补肾阴，咸味重的食物耗肾精。为什么有这么大的区别呢？

鲜味重的东西，含有丰富的蛋白质和氨基酸，这些营养是人体血液和体液的来源，所以鲜味能养血养阴。阴虚的人，体内虚火旺，常感觉手心和脚心发热、心烦、口干，就可以吃些海产品，例如墨鱼干、海蜇来补一补，阴液足，就不会出现虚火。

咸味重的东西，含有大量的盐分。盐是一把双刃剑，凡是有生命的物体，都离不开盐。

生命的活动，全赖精气维持，人体的精气藏于肾中，必须要盐来把它调动出来，才能转化为生命的动力。

凡是入肾脏的药，古代都讲究要用淡盐水送服，引药入经才能提高疗效。比如中成药六味地黄丸，不用淡盐水来送服，效果就会大打折扣。

人每天都需要一点盐，才能保证能量来源。越是从事强体力的劳动，越需要调动肾精。可是如果吃盐太多，调动的肾精过多，就等于寅吃卯粮，提前透支人体的元气，人就会早衰，甚至得慢性病。现在许多老年人有高血压病、糖尿病、冠心病，跟他们年轻时候营养不良，又吃得过咸有一定的关系。

咸入膀胱，膀胱属阳，而咸味属阴，阴阳相反，起泻的作用。咸味能软坚散结，实际上就是排毒。一般治疗肿瘤，会用咸味的药物来软化硬块。咸味能泻下通便，还有排毒的作用。有的人肠道积热，大便坚硬干燥得如同石头，几天解不出来，十分痛苦。中医在药方里加上咸味的芒硝，一剂就能见效。如果是孩子，症状比较轻的，喝些盐水也管用。最极端的例子，就是吃不洁之物，可以用大约15克盐，两杯温水，搅拌两分钟，等盐充分溶解以后，一次喝下，用盐水清洗肠胃，通过大便把积滞排出体外。对于产生恶心症状的人，盐水还有催吐的作用。

咸味属水，苦味属火，按五行生克来说，咸味可以克制苦味。凉拌苦瓜用盐先腌一下，就不太苦。水克火，心属火。咸味吃多对心脏特别不好，容易得心血管疾病，老年人一定不要多吃咸。心与大脑相通，所以咸味吃多会影响智力、记忆力，孩子大脑正在发育中，更要吃得淡一些才好。一年四季都不能多吃咸的。冬季属水，水克火，人的心气最弱。这个季节尤其要少吃咸味，才能保护心脏功能。

咸味食品中，特别要注意盐和味精，这两样是咸味中的极品，阴中之阴。现在人普遍阳虚，能少吃一点儿盐和味精就少吃一点儿。鲜味的食物，相对阴性要弱一些，有滋阴补血的作用，像一些海产品，可以适当吃一些，但也绝不能常年吃，否则容易得痛风。

第三节　运动平衡

一、运动平衡养生思想

1. 背景

人类进入工业化和信息化时代后，由于生产生活方式的变化，各种慢性疾病和亚健康开始多发，这对人类的养生保健提出了新的挑战。在提倡"返璞归真"养生观念的大背景下，运动养生和运动疗法正日益受到人们的喜爱和追捧。但人们对运动养生概念和内涵的理解常常因受到体育行业的影响而多有偏差，运动作为一个体育学词汇被定义为一种涉及体力和技巧的、由一套规则或习惯所约束的活动，通常具有竞技性。加上互联网时代各种体育节目的传播和流行，人们往往将体育中的"运动"与卫生保健领域的"运动养生"相混淆或者直接画等号，结果往往发现不仅没有获得预期的锻炼效果，同时还可能导致韧带及肌肉损伤、肌腱末端病、骨关节炎等各种运动损伤病，真是"赔了夫人又折兵"！

2. 指导思想

运动变化是宇宙万物遵循的一条基本规律。《黄帝内经》认为，包括人类在内的整个物质世界始终处在不停顿的运动之中，并且将这种运动规律的表现形式概括为"升降出入"。凡是存在于这个物质世界中的事物，无一不在"升降出入"的运动之中生生化化；无论是动物界的"生长壮老已"，还是植物界的"生长化收藏"，都存在着"升降出入"运动，"升降出入"运动为生命存在的基本方式。西方辩证唯物主义世界观同样认为世界是永恒运动的，运动是人类的本能，也是保证健康生命的基本需求。而中国传统的朴素唯物主义中的整体观念和平衡思想是西方文化不具备的特色和优势。所谓整体观念，即天人相应，简单点说就是人与周围的自然和人文环境及其变化保持一致，那么由于地理、气候、饮食、文化等因素的差异，东方人的运动养生方式不能完全和西方人一样；所谓平衡思想则是指阴阳平衡，简单点说就是相对立的事物要保持平衡，那么涉及运动养生，也需要在动静、内外等方面取得相对平衡以保持身体内环境的稳态。因此我们提倡一种新的科学的运动养生方式——建立在整体恒动观念和平衡思想理论基础上的平衡运动。

《黄帝内经》的整体恒动和阴阳平衡思想观告诉我们：生命的本质就是运动，这种运动是在与自然界保持统一，同时在身体内部环境保持平衡的前提下进行的运动。运动作为一种主动的养生行为，只有遵循自然规律的运动才能达到养生的目的，这也是平衡运动的理论基础。

3. 基本要领

在整体恒动观的指导下，运动平衡主张生命在于运动，但"动"应有度，"动"应有节，这个度正如《素问·上古天真论》中所言，应该"形劳而不倦""不妄作劳"，如果过劳也会引发疾病，所以《素问·经脉别论》中提出"春秋冬夏，四时阴阳，生病起于过用，此为常也"。所谓"过用"，指的是超越常度，就是违反事物的原有规律。按照《黄帝内经》的理论，过用就会生病。过劳不仅仅指劳作，同样适用于运动。现代体育运动推崇速度、力量、精确度等各种量化指标，一部分竞技体育运动员为达到这些指标付出了健康代价，主要表现为各种运动性伤病，严重影响其寿命和身体健康。

目前，普通百姓为达到保健养生或防病治病效果的运动锻炼，也往往受到竞技体育项目的影响，过多地追求这些指标，往往导致运动过度。现在上班族往往是这样一种运动方式：在电脑面前坐上好几个小时甚至十几个小时，下班后去狠狠地运动一番以弥补长时间工作导致的运动不够，其实这种"一曝十寒"的极端运动方式是非常不科学的。老百姓都知道过劳会耗损人体的气血、筋骨、脏腑，中医传统理论认为"久坐伤肉、久立伤骨、久行伤筋"，上班时长时间坐在电脑面前会使得肌肉损伤，这就是为什么上班族颈肩腰腿酸痛会多发的原因；同时大负荷的运动会损伤筋骨，导致肌腱末端病、软骨损伤等各种运动伤病，结果不仅没有能通过运动获得健康，反而影响了身体健康。

所以我们提倡的平衡运动是对这种情况主张"少量多餐"的适度劳动或形体锻炼，这样可使人体气机通畅，气血调和，脏腑功能活动旺盛而体质健壮，有利于人体的身心健康并保持良好的体质状态，"形劳而不倦"作为适度劳动或运动的标准，就能够达到养生防病的目的。

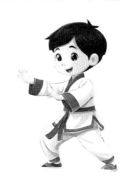

4. 基本原则

人在日常生活中，离不开动和静两种状态。《黄帝内经》养生学十分重视形体与精神的整体调摄，提倡形神共养，认为动以养形，静以养神，动静结合才能"形与神俱，而尽终其天年"（《素问·上古天真论》）。从原则上讲，"动"是指运动形体而言，"静"是以精神内敛而言。实际上，无论我们完成哪一项动作，都是动与静的有机结合，有的是外动内静，有的是外静内动，只不过是从形式上看以哪种方式为主的问题（见图1）。

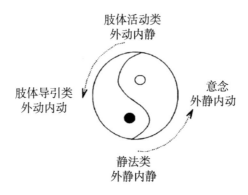

图1 四类运动养生方法及其相互关系示意图

"动以养形"是指运动可促使人体气血充盛、百脉畅达、精气流通，能够增强人体生理的气化作用，以及气机的升降出入，提高人体抗病能力，使得机体强健而祛病延年。"静以养神"是指保持心情的宁静、专一，能使脏腑之气机协调，真气充沛，形体强壮而无病患。心神为一身之主宰，统帅全身各脏腑组织。故有神则生，无神则死。《素问·经脉别论》云："生病起于过用。"过用，就是超过常度，违反动静有常的规律，如"五劳""六极""七伤""九气为病"等即为有动无静，过劳所致。"静"是相对的概念，不是绝对的静止。心神宜静，是"精神专一"，并非是不用心神。不用则废。因此，心神之动，应用合理，能"思索生知"，对强神健脑有益，否则心动太过，能引起病患。心神宜静，是清静而不妄动。

5. 灵活大法

人与自然相统一是养生保健的最高境界，因此每个季节的运动养生方法都需要根据自然界四季不同的气候特点进行相应的调整。《黄帝内经》中说："春三月，此谓发陈……夜卧早起，广步于庭，被发缓形，以使志生，生而勿杀，予而勿夺，赏而勿罚，此春气之应，养生之道也……夏三月，此谓蕃秀……夜卧早起，无厌于日，使志无怒，使华英成秀，使气得泄，若所爱在外，此夏气之应，养长之道也……秋三月，此谓容平……早卧早起，与鸡俱兴，使志安定，以缓秋刑，收敛神气，使秋气平，无外其志，使肺气清，此秋之应，养收之道也……冬三月，此谓闭藏……早卧晚起，必待日光，使志若伏若匿，若有私意，若已有得，去寒就温，无泄皮肤，使气亟夺，此冬气之应，养藏之道也……"（见表3）这是《黄帝内经》四时养生的基本思想，通过强调人们不同季节的作息起居，以及户外活动的时间、地点，说明不同季节养生的方式是不相同的。春天运动以早起散步、愉悦身心为主，这与春天万物复苏、欣欣向荣的特点相符合；夏天因为天亮得更早，应该起得更早，同时夏季自然界和人体阳气最盛，所以锻炼强度和负荷也应该相应提高；秋季与冬季因为天气转冷，自然界和人体的阳气都开始内藏，所以运动一定要选在阳光充裕的地方，而且运动一定不要过量，以免阳气随汗液外泄而损害健康。

表3　四季养生方法

时间	特点	养生方法
春三月	此谓发陈	夜卧早起，广步于庭，被发缓形，以使志生，生而勿杀，予而勿夺，赏而勿罚，此春气之应，养生之道也
夏三月	此谓蕃秀	夜卧早起，无厌于日，使志无怒，使华英成秀，使气得泄，若所爱在外，此夏气之应，养长之道也
秋三月	此谓容平	早卧早起，与鸡俱兴，使志安定，以缓秋刑，收敛神气，使秋气平，无外其志，使肺气清，此秋之应，养收之道也
冬三月	此谓闭藏	早卧晚起，必待日光，使志若伏若匿，若有私意，若已有得，去寒就温，无泄皮肤，使气亟夺，此冬气之应，养藏之道也

二、运动平衡养生方法

根据上述运动平衡养生思想，我们提倡因时而异、因人而异、动静结合、劳逸结合的平衡运动方法。

1. 春季

春季运动养生重点在养肝，肝对应的是筋，所以重点锻炼人体的柔韧性。

根据各地日出时间，选择日出前半小时左右作为晨练的最佳时间，晨练以轻柔和缓的散步、慢跑、太极拳等为主，地点宜选在公园、郊外等有植被的地方，锻炼时注意调整为一种轻松愉悦又充满斗志的心理状态。锻炼时间为半小时到一小时，锻炼强度以轻微汗出为宜，锻炼完休息半小时后务必进食早餐。为什么春季尤其推荐散步运动呢？

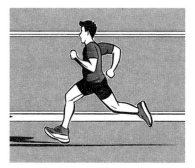

因为《黄帝内经》中说"春三月，此谓发陈，天地俱生，万物以荣"，表明在春季里春阳上升，发育万物，启故从新，为适应自然界的这种变化，应开启自身阳气的活力，夜晚休息稍迟，清晨起床稍早，到环境清新的户外，"被发缓形，广步于庭"，进行舒缓的散步。只有"被发而无所束，缓形而无所拘，使志意于此而发生"，才能达到养护人之生气的目的。正如清代曹庭栋在《老老恒言·散步》中说的那样："散步者，散而不拘之谓也。且行且立，且立且行，须得一种闲暇自如之态。"这句话道出散步的真正内涵，说明散步是在悠然自得、逍遥自在、安闲舒适的状态下，完全没有任何思想负担的情况下进行的一种运动。

春季上下午都可以选择作为锻炼的时间，因为春属木，对应人体肝脏，肝喜条达，所以春季推荐进行各种身体拉伸练习、瑜伽等项目，这些运动项目可以不拘地点，在家中、办公室等室内场所亦可进行，而且锻炼时间可根据自己情况灵活安排，一般推荐每半个小时到一个小时进行一次牵拉锻炼，不同的人群有不同的重点牵拉部位，如办公室工作人员可以重点牵拉颈部、背部、腰部肌肉；需要弯腰站立流水线作业的人群可以选择重点拉伸腰部、臀部和腿部肌肉。

此外春季应当随时间的递进逐渐增加运动量，即冬春交际时运动量应最少，春夏交际时运动量应最大。

2. 夏季

夏季运动养生重点在养心，心对应的是血脉，所以重点锻炼人体心肺功能。

夏季日出时间早，所以起床时间也需提前，根据各地日出时间，选择日出前半小时左右作为晨练的最佳时间。锻炼时注意调整为一种意气风发的心理状态。晨练项目可因人而异，老年人仍需以轻柔和缓的散步、慢跑、太极拳等为主，但运动量较春季增加，可以适当出汗，但忌大汗淋漓。青中年可以选择1千米以上10千米以下跑步或骑单车，速度由慢到快，最好有一小段冲刺，以增加肺活量。

夏季最佳锻炼时间是傍晚，即太阳快下山或刚下山这段时间，不同年龄、不同体形、不同工作的人群运动锻炼的项目可各有偏重，青壮年以各类球类项目、游泳为主，经常埋头工作者可选择需要做抬头运动的羽毛球和排球，长时间弯腰站立的流水作业者则选择可放松腰腿部肌肉的仰泳；对家庭主妇

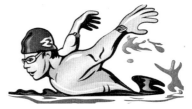

而言，动感单车、各种舞蹈最为合适。青壮年夏季运动负荷下限是出汗，上限是锻炼后 48 小时内肌肉酸痛可以消失。在各类运动中，爆发力及心肺功能的锻炼非常重要，但需要注意安全，运动前充分拉伸和使用适当的护具保护非常重要。中老年则可选择游泳、慢跑、打拳、蹲马步等锻炼腰腿部肌肉的项目，但不推荐爬山、暴走等运动，因为中老年人膝关节已经开始退化，爬山、爬楼等过多的膝关节屈伸动作会磨损膝关节软骨，加重退行性骨关节炎的关节退变程度，不利于膝关节健康，暴走因为膝关节负荷量过大，往往导致髌腱炎、脂肪垫炎、半月板损伤等软组织伤病。靠墙半蹲可以有效提高大腿肌肉力量和维度，同时又安全，可以有效减轻膝关节退行性骨关节炎的疼痛症状，所以非常适合中老年人。三点支撑、飞燕点水等动作则可以有效锻炼到腰部肌肉，对于减轻慢性腰部疼痛效果较好。

总之，夏季阳气最盛，运动养生要适当增加负荷、延长时间，增加出汗量、心率等指标，但需要因人而异，切不可一刀切，找到最适合自己的运动负荷量最为关键。

3. 秋冬季

秋冬季运动养生重点在养肺肾，肺对应的是皮毛，肾对应的是骨，所以重点锻炼人体骨骼，增加骨密度及提高抗寒能力。

秋冬季自然界和人体阳气都开始逐渐收拢闭藏，所以顺应这种趋势，运动量也要相对应地减小，一年四季均采用同样的方式方法进行锻炼是不科学的。这时运动往往容易走向两个极端，一是大部分人因为怕冷或者因为运动后出汗不方便洗澡而尽可能少地运动或不运动；另外一个极端则是部分体育爱好者一如既往地坚持春夏季的运动方式和运动量，这两种情况都是不科学的，前者犯了保守主义错误，后者则犯了激进主义错误。正确的做法应当是根据秋冬季阳气收敛闭藏的特点，减少运动量或者调整运动项目。具体而言，秋冬季运动养生应该注重"动而不汗，动而不寒"，即运动但不出汗（非绝对不出汗，以皮肤湿润为度），通过这种运动提升人体阳气而达到提高抗寒能力的效果。可以选择慢跑、非对抗性球类运动、打拳等较为轻柔和缓的运动项目，运动时间一定要选在白天，最好是在日光下，注意保温，避免受寒，同时避免运动后立即洗澡。

总之秋冬季阳气最弱，运动养生选择轻柔和缓的运动项目，同时要减轻负荷、减少时间，不出汗或尽量少出汗。

三、总结

运动平衡理念构建在中国传统文化整体恒动观念和阴阳平衡思想上，具有深厚的理论基础，该运动养生理念具有四大特点：运动适度、动静结合、四时有别、因人而异。具体在运动养生方法上需要在运动项目、运动时间、运动负荷等方面进行个体化的选择和调节，以期达到最佳的运动养生效果，同时最大程度地减轻运动伤病，提高人群的生命质量和运动寿命。

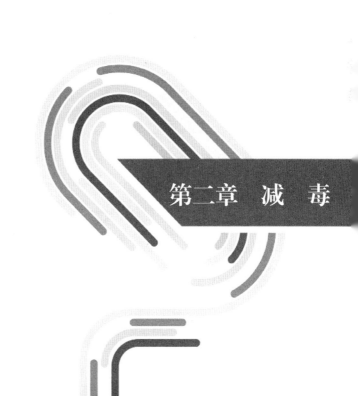

第二章 减毒

第一节　五脏毒素的表现

我们体内有很多毒素，凡是不能及时排出体外、对我们的身体和精神产生不良作用的物质都可以被称为"毒"，例如瘀血、痰湿、寒气、食积、气郁、火郁。这些毒素堆积在五脏之内，就会加速五脏的衰老，然后由五脏供养的皮肤、筋骨、肌肉、神经也就跟着一起衰老。虽然毒素深藏，但它们在身体表面还是会留下蛛丝马迹，不同的样貌代表毒素藏在不同之处，现在，我们要找出毒素的藏身处，尽快把它赶出身体。

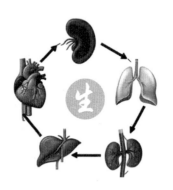

一、肝脏

1. 指甲表面有凸起的棱线，或是向下凹陷

中医认为"肝主筋"，指甲是"筋"的一部分，所以毒素在肝脏蓄积时，指甲上会有明显的信号。

2. 乳腺出现增生，经前乳房胀痛明显增加

乳腺属于肝经循行路线上的要塞，一旦肝经中有"毒"存在，乳腺增生随即产生，尤其在经血即将排出时，会因气血的充盛而变得明显胀痛。

3. 情绪容易抑郁

肝脏是体内调控情绪的脏器，一旦肝内的毒不能被及时排出，阻塞气的运行，就会产生明显的不良情绪。

4. 偏头痛、面部痤疮，还会出现痛经

面部两侧及小腹是肝经和胆经的"一亩三分地"，一旦肝的排毒不畅快，自己的后院就会先着火。

二、心脏

1. 舌头溃疡

中医认为舌和心脏的关系最密切，所以溃疡长在舌头上，通常认为是心有内火，或是火毒。

2. 额头长痘

额头是心脏管辖的一块属地，心火旺盛成为火毒时，这个属地也会沸腾，于是此起彼伏出现很多痤疮。

3. 失眠，心悸

心脏处于不停的工作中，当火毒停留于心而无法排出时，睡眠会不安稳。

4. 胸闷或刺痛

心脏内出现瘀血也是一种毒素，就像是公路上堵车，症状轻一些的会出现胸闷，症状重一些的会出现刺痛。

三、脾脏

1. 面部长色斑

长斑的女性通常消化系统功能弱一些。

2.白带过多

脾主湿，如果湿气过多，超过脾的运化能力，就会出现体内湿气过盛，白带过多是其中的一个体现。

3.脂肪堆积

脂肪在中医里有另外一个名字——痰湿，是由于脾的消化功能不佳，不能及时把毒素排出体外而产生的。有效的减肥必须围绕恢复脾胃正常代谢痰湿的主题来进行，否则体重就会反弹。

4.口气重，唇周长痘或口腔溃疡

口唇属脾，当脾中的毒素无法排出体外时，蓄积的毒素就要找机会从这些地方爆发出来，表现为口气重、唇周长痘或口腔溃疡。

四、肺脏

1.皮肤呈锈色，晦暗

中医认为肺主全身的皮肤，皮肤是否润泽、白皙，都要依靠肺的功能正常与否。当肺中毒素比较多时，毒素会随着肺的作用沉积到皮肤上，使皮肤看起来没有光泽。

2. 便秘

中医认为，肺脏和大肠是一套系统，当在上的肺脏有毒素时，在下的肠道内也会有不正常的淤积，表现为便秘等。

3. 多愁善感，容易悲伤

毒素在肺，会干扰肺内的气血运行，使得肺脏不能正常舒畅胸中的闷气，被压抑得多愁善感起来。

五、肾脏

1. 月经量少，或经期短，经色暗

月经的出现和消退，都是肾功能是否正常的表现，如果肾脏中有很多毒素，经血就会减少。

2. 水肿

肾脏负责体内的水液运行，肾脏堆积毒素后，排出多余液体的能力降低，就会出现水肿。

3. 下颌长痘

下颌部位由肾管辖，肾脏排毒不足，多余的毒素即会出现在下颌部位。

4. 容易疲倦

身体内的毒素消耗肾脏的能量，肾脏提供的能量减少，于是出现体倦，容易神疲思睡，四肢无力。

第二节　排五脏毒素的方法

一、肝脏

1. 吃青色的食物

按中医五行理论，青色的食物可以通达肝气，起到很好的疏肝、解郁、缓解情绪的作用，属于帮助肝脏排毒的食物。中医专家推荐青色的橘子或柠檬，连皮做成青橘果汁或是青柠檬水，直接饮用就好。

2. 枸杞提升肝脏的耐受性

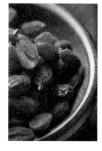

除排毒之外，还应该提升肝脏抵抗毒素的能力。这种食物首推枸杞，它具有很好的保护肝脏的作用，可以提升肝脏对毒素的耐

受性。食用时以咀嚼着吃最好，每天吃一小把。

3. 按压肝脏排毒要穴

主要是指太冲穴，位置在足背第一、二跖骨结合部之前的凹陷中。用拇指按揉 3~5 分钟，感觉轻微酸胀即可。不要用太大的力气，两只脚交替按压。

4. 眼泪排毒法

相较于很少哭泣的男人，女人寿命更长，这不能不说和眼泪有关系。中医早已有这个认识，而且也被西方医学所证实。作为排泄液的泪液，同汗液和尿液一样，里面确实有一些对身体有害的生化毒素。所以，难受时、委屈时、压抑时就干脆哭出来吧。对于那些"乐天派"，周末的午后看一部悲情的电影，让泪水随着情节流淌也是一种主动排毒的方式。

二、心脏

1. 吃苦排毒

首推莲子心，它味苦，可以发散心火，虽然有寒性，但不会损伤人体的阳气，所以一向被认为是最好的化解心脏热毒的食物。可以用莲子心泡茶，不妨再加些竹叶或生甘草，能增强莲子心的排毒作用。

2. 按压心脏排毒要穴

这是指少府穴，位置在手掌心，第四、五掌骨之间，于握拳时小指尖所指处取穴，横平劳宫。不妨用些力按压这个穴位，左右手交替。

3. 绿豆利尿排毒

绿豆可以通过利尿、清热的办法，来化解并排出心脏的毒素，但吃绿豆时要用液体的形式，例如绿豆浆或绿豆汤，而绿豆糕的效果会差一些。心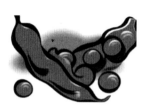
脏最佳排毒时间是 11:00—13:00，因为此时是心脏气血最旺盛的时间，可以吃些保心、助排毒的食物，例如茯苓、坚果、黄豆、黑芝麻、小枣、莲子等。

三、脾脏

1. 吃酸助脾脏排毒

例如乌梅、醋，这是用来化解食物中毒素的最佳食物，可以增强肠胃的消化功能，使食物中的毒素在最短的时间内排出体外。同时酸味食物还具有健脾的功效，可以很好地起到"抗毒"的功效。

2. 按压脾脏排毒要穴

这是指商丘穴，位置在内踝前下方的凹陷中，用手指按揉该穴位，保持酸重感即可，每次 3 分钟左右，两脚交替做。

3. 饭后走一走

运动可以帮助脾胃消化，加快毒素排出的速度，不过需要长期坚持，效果才会更好。脾脏最佳排毒时间：餐后是最容易产生毒素的时刻，食物如果不能及时

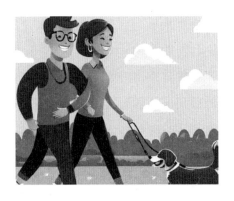

地被消化或是吸收，就会积累很多毒素。除饭后走一走外，因为甘味健脾，还可以在吃完饭 1 小时左右吃 1 种水果，帮助健脾、排毒。

四、肺脏

1. 萝卜是肺脏的排毒食品

中医认为，大肠和肺的关系最密切，肺排出毒素的程度取决于大肠是否通畅，萝卜能帮助大肠排泄宿便，生吃或拌成凉

菜都可以。

2. 百合提高肺脏抗毒能力

肺脏向来不喜欢燥气，在燥的情况下，容易导致毒素积累。蘑菇、百合有很好的养肺滋阴的功效，可以帮肺脏抗击毒素，食用时加工时间不要过长，否则百合中的汁液会减少，防毒效果将大打折扣。

3. 按压肺脏排毒要穴

有利肺脏的穴位是合谷穴，位置在手背上，第1、2掌骨间，当第2掌骨桡侧的中点处，可以用拇指和食指捏住这个部位，用力按压。

4. 排汗解毒

肺管理皮肤，所以痛痛快快地出一身汗，让汗液带走体内的毒素，会让我们的肺清爽起来。除运动以外，出汗的方法还可以是热水浴，浴前在水中加一些生姜和薄荷精油，可使汗液分泌得更畅快，排出身体深处的毒素。

5. 深呼吸

每次呼吸时，肺内都有残余的废气无法排出，这些废气相对于那些新鲜、富含氧气的空气来讲，也是一种毒素。只需几个深呼吸，就能减少体内废气的残留。肺脏气血最旺盛的时间是7:00—9:00，此时最好能够通过运动排毒。在肺最有力的时候进行慢跑等有氧运动，能强健肺排出毒素的功能。

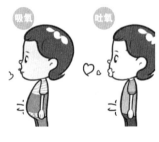

五、肾脏

1. 肾脏排毒食品

冬瓜。冬瓜富含汁液，进入人体后，会刺激肾脏增加尿液，排出体内的毒素。食用时可用冬瓜煲汤或清炒，味道尽量淡一些。

2. 肾脏抗毒食品

山药。山药虽然可以同时滋补很多脏器，但最终还是以补肾为主，经常吃山药可以增强肾脏的排毒功能。拔丝山药是很好的一种食用方法，用焦糖"炮制"过的山药，补肾排毒的功效会相应增强。

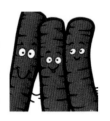

3. 按压肾脏排毒要穴

涌泉穴。这是人体位置最低的穴位，如果人体是一幢大楼，这个穴位就是排污下水管道的出口，经常按揉它，排毒效果明显。涌泉穴位置在足底第2、3趾蹼缘与足跟连线的前1/3与后2/3的交点处（即屈足卷趾时足心最凹陷中）。这个穴位比较敏感，不要用太大的力度，稍有感觉即可，以边按边揉为佳，持续5分钟左右即可。肾脏最适合排毒的时间是5:00—7:00，身体经过一夜的修复，到早晨时毒素都聚集在肾脏，所以早晨起来最好喝一杯白开水，冲刷一下肾脏，将毒素排出体外。

第三节　生活中的毒素及其危害

一、食物中的毒素及其危害

食物中的毒素同样不容小觑，需要人们在饮食活动中科学地选择，减少毒素摄入，确保健康。含有毒素的食物也较普遍，主要有以下几类：

1. 含铅食品

铅是一种对人体健康影响较大的物质。食物中的铅会从消化道进入人体内，对神经、血液、消化、心脑血管、泌尿等多个系统、组织造成损害，严重影响体内的新陈代谢。体内的铅还会使大脑内肾上腺素、多巴胺和 5- 羟色胺的含量明显降低，造成神经递质传导阻滞，引起记忆力衰退、老年痴呆、智力障碍等症。体内的铅会堵塞金属离子代谢通道，造成低钙、低锌、低铁，且导致补充困难。这些杂质靠自身排出会很慢，在不继续接受铅污染的情况下，骨骼内的铅要经过 20 年才能排出一半。因此铅对机体器官造成的损害是终身的。

2. 腌制食品

很多人家特别是北方人喜欢腌咸菜、酸菜、腊肉、咸鱼等。要知道这些腌制食品中，都含有亚硝基化合物，亚硝基化合物在肠道中可转变为亚硝胺，亚硝胺是一种较强的致癌物质。专家们采用多种检查手段，将腌制食物按照致癌危险性大小排序，依次为咸鱼干、酸菜、咸猪肉。进一步研究还发现，咸鱼干中含有酪胺，酪胺亚硝化后可导致人类正常胃黏膜上皮细胞染色体断裂，诱导细胞恶性转化，成为癌症的隐患。

3. 霉变食品

粮食、豆类、鱼类、油类等在发生霉变时，会产生大量的病菌和黄曲霉素。这些毒素一旦被人体吸收后，轻则发生腹泻、呕吐、头晕、眼花、烦躁、肠炎、听力下降和全身无力等症状，重则可致癌、致畸，使人早衰。

4. 糖精、味精

糖精摄入量过多会损害脑、肝等细胞组织，甚至会诱发膀胱癌。每人每日对味精的摄取量以不超过 6 克为原则，多则有害无益。周岁以内的婴儿食用味精有引起脑细胞坏死的可能，妊娠后期的孕妇多吃味精会引起胎儿缺锌，影响孩子出生后体格和精神的发育，不利于智力发展。

5. 过咸食物

习惯吃过咸食物的人，不仅会引起高血压病、动脉硬化症等，还会损伤动脉血管，影响脑组织的血液供应，使脑细胞长期处于缺氧状态，导致智力迟钝、记忆力下降，甚至过早老化。

6. 酒类饮料

如果人们在生活中大量或经常饮酒，会造成肝脏因乙醇中毒而发炎肿大，严重者会引发肝硬化甚至是肝癌；还会导致男性精子畸形、性功能衰退、阳痿，女性月经不调、停止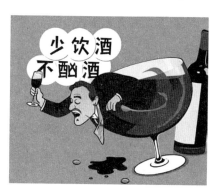排卵、性欲减退甚至性冷淡等早衰现象。

二、药物中的毒素及其危害

是药三分毒，药毒长年累月在体内沉积下来，会给身体造成新的危害。据可靠调查资料显示：有 50% ~ 70% 的聋哑人是药物造成的；药毒沉积在血液里，更容易引起并发症，如血液黏稠会造成血管堵塞等极易致死的心血管疾病等。有些人为了养生益寿，盲目滥用补药、补品，或为治病，用药过多、过量、过杂，从而产生某些毒性或不良反应，危及健康。这就是人们常说的"过补成毒，药也为毒"的原理。有些止痛药、安眠药等久服可以成瘾，这些药物的毒性会影响神经系统功能；药物在肝脏中解毒，久而久之，肝功能也会受到破坏。

三、其他外摄毒素及其危害

人体外的毒素指的是存在于人体外的、对人体构成危害的物质，它们主要有紫外线、电磁辐射、化学气体、烟雾、高温油烟、水垢、被污染的水等。

1. 紫外线

过度曝晒，紫外线就会极大地伤害人体。紫外线的害处有易使体内产生大量的黑色素，在皮肤表层氧化、沉淀而产生黑斑、雀斑；可以穿透皮肤，破坏体内蛋白质结构，使皮肤的弹性纤维和胶原纤维萎缩、断裂，造成皱纹；损害细胞 DNA，破坏皮肤的防御能力及修复机能，容易造成皮肤癌；易在体内产生自由基，增加身体的氧化压力；眼睛中的过氧化氢和色氨酸经紫外线照射后，所产生的羟基自由基及氧自由基，会使眼睛中的脂质产生过氧化作用，造成白内障。

2. 电磁辐射

据医学家观察，电磁辐射会使人体内氧自由基增多，日积月累将诱发癌变。许多家用电器都会产生电磁辐射，如电视机所产生的辐射，容易造成眼睛疲劳、视力衰退、头痛、焦虑、肌肉酸痛僵硬、暴躁易怒等。

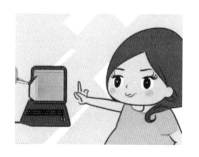

3. 化学气体

大部分塑料制品、汽车尾气、新房装修等会释放出有毒的化学气体，长期吸入会造成头痛、头晕、呼吸困难、支气管炎、消化不良、胃溃疡、皮肤过敏等情况，甚至会引发癌症，或造成基因突变，出现畸形儿。

4. 烟雾

炉火、煤烟、香烟、灰尘中的有害气体，经呼吸道吸入肺部，渗透到血液中后，就会给人带来极大的危害。尤其是吸烟者，将烟雾吸入肺部，尼古丁、焦油及一氧化碳等为胆固醇的沉积提供了条件，会造成动脉硬化，出现早衰。除吸烟者外，长期吸二手烟也会对人造成损害。

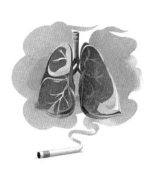

5. 高温油烟

食用油在高温的催化下，会释放出含有丁二烯成分的烟雾，而长期大量吸入这种物质，不仅会改变人的遗传免疫功能，而且易患肺癌。研究报告表明，菜籽油比花生油的致癌危险性更大，因在高温下的菜籽油比花生油释放出的丁二烯成分要高出22倍。

6. 水垢

水垢里藏有许多重金属元素。科学家曾经对使用过100天的热水瓶中的水垢进行过化学分析，发现其中含有重金属：镉0.034毫克、汞0.44毫克、砷0.21毫克、铝0.012毫克。医学研究证明，许多重金属元素会导致癌症。

7. 被污染的水

当人饮用被污染的水后，能引起急性或慢性中毒。长期饮用低浓度含酚水，能引起头昏、失眠、贫血等慢性中毒症状。长期饮用被氰化物污染的地面水，会出现头痛、头晕、心悸等中毒症状。如果水源被砷、铬、镍、苯胺、苯并芘及其他多环芳烃等污染，长期饮用，就可能诱发癌症。如果水源被病原微生物污染，就有可能引起痢疾、伤寒、霍乱等疾病。

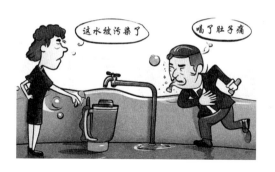

四、重金属残留对人体的伤害

化学上根据金属的密度把金属分成重金属和轻金属，常把密度大于 $5g/cm^3$ 的金属称为重金属，如金、银、铜、铅、锌、镉等45种金属。其中，对人体危害最大的有5种：铅、汞、铬、砷、镉。这些重金属在水中不能被分解，可与水中的其他毒素结合生成毒性更大的有机物。其他对人体有危害的重金属还有铝、钴、钒、锑等。

铅：伤害人的脑细胞，致癌致突变等。汞：摄入后直接沉入肝脏，对大脑、神经、视力破坏极大；每升天然水中含 0.01 毫克，就会导致强烈中毒。铬：会造成四肢麻木，精神异常。砷：会使皮肤色素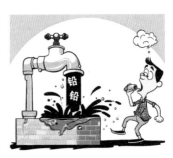沉着，导致异常角质化。镉：导致高血压，引起心脑血管疾病；破坏骨钙，引起肾功能失调。铝：积累过多时，会引起儿童智力低下，引起中年人记忆力减退，对老年人造成痴呆等。钴：能对皮肤造成放射性损伤。钒：损伤人的心、肺，导致胆固醇代谢异常。锑：与砷能使银首饰变成砖红色，对皮肤造成放射性损伤。硒：超量时人会得跟跄病。铊：会使人得多发性神经炎。锰：超量时会使人甲状腺功能亢进。锡：与铅均为古代巨毒"鸩"药中的重要成分，入腹后凝固成块，使人死亡。

五、激素对人体的危害

长时间超生理剂量的服用，可出现向心性肥胖、满月脸、紫纹、皮肤变薄、肌无力、肌肉萎缩、低钾血、浮肿、恶心、呕吐、高血压、糖尿病等症状。眼部长时间大量应用，可引起眼压升高，导致视神经损害、视野缺损、后囊膜下白内障、继发性真菌或病毒感染。长时间服用激素的病人，应该了解激素的不良反应。

激素是一个非常好的免疫抑制剂，但是它在长时间的应用过程中也会引发不良反应。首先，激素能破坏胃黏膜，刺激胃酸分泌，形成胃炎或胃溃疡，所以医生在给病人使用激素的同时，会使用一些保护胃黏膜的药物来防止这一不良反应，这对于长时间应用激素治疗的病人是非常重要的。使用激素后能使骨钙丢失，形成骨质疏松，要通过长时间补充钙剂来对抗这一情况。

通过长时间的临床观察，激素还能使得体内钠盐潴留，钾盐排泄增加，水分增多，从而增加血管压力，引起高血压，所以使用激素治疗的病人要低盐饮食，同时补充氯化钾。使用10毫克以上激素的病人，不可随意自行停药，以免出现肾上腺皮质功能衰竭的情况。激素能使机体的脂肪重新分布，血脂升高，形成向心性肥胖，即脂肪堆积在躯干部位，进而引起心血管疾病，目前只能用控制激素用量和进行针对心血管疾病的疗法作为对策。激素产生的其他影响还有股骨头无菌性坏死、继发感染等。

激素类外用药的不良反应非常多，常见的有：

1. 皮肤损害

①皮肤出现黑斑；②皮肤出现皱纹；③酒糟鼻样皮炎；④痤疮样皮炎；⑤皮下弹性纤维断裂导致皮肤松弛；⑥毛细血管严

重扩张（"红血丝"）；⑦微小血管弥漫性扩张，尤其是在遇冷热等刺激后皮肤发红、发痒、发胀；⑧皮肤敏感性增高（即皮肤使用激素后，更容易过敏）；⑨皮肤早衰；⑩皮肤毛孔粗大；⑪皮肤出现异常增多、增粗的"汗毛"；⑫激素依赖性皮炎等。

2. 体内损害

长时间大量外用激素还可经皮吸收进入血液循环，引起糖尿病、高血压、骨质疏松、无菌性骨质坏死、肥胖、多毛、痤疮、钠潴留、水肿、血钾降低、月经紊乱、胃及十二指肠溃疡等病症。

六、农药残留对人体的危害

俗话说："民以食为天。"而现在我们面临的食品安全问题之一就是农药残留。农药残留是农药使用后一段时期内没有被分解而残留于生物体、收获物、土壤、水体、大气中的微量农药原体、有毒代谢物、降解物和杂质的总称。施用于作物上的农药，其中一部分附着于作物上，一部分散落在土壤、大气和水等环境中，环境中残存的农药中的一部分又会被植物吸收。残留农药直接通过植物果实或水、大气到达人、畜体内，或通过环境、食物链最终传递给人、畜。

农药（特别是有机磷和氨基甲酸酯类农药）是目前生产品种最多、使用量最大，也最可能引起强烈中毒反应的污染物。

长期进食农药污染的不合格蔬菜会产生慢性农药中毒，影响人的神经功能等，严重时会引起头昏多汗、全身乏力，继而出现恶心、呕吐等症状。蔬菜是易富集硝酸盐的植物，特别是现代农业化肥的大量使用，使蔬菜中硝酸盐的含量急剧上升，硝酸盐本身毒性并不大，但它在人体内可被还原成亚硝酸盐，使正常的血红蛋白氧化成高铁血红蛋白，从而丧失携氧能力，导致人机体内缺氧，引起高铁血红蛋白症。亚硝酸盐还可以与人肠胃中的含氮化合物结合成致癌的亚硝胺，导致消化系统癌变。通常硝酸盐积累量从大到小的顺序为：叶菜类＞根菜类＞葱蒜类＞瓜果类＞豆类＞茄果类。

第四节　如何减少外摄毒素

一、减少食物中毒素的方法

多吃新鲜和有机食品，少吃加工食品、速食品和清凉饮料，因为其中含有较多防腐剂、色素。

1. 含铅食品

含铅食品如松花蛋、爆米花要少吃，含铅的器皿要少用。

2. 腌制食品

要尽量控制腌制食品的食用量，避免致癌物质在体内堆积。在腌制鱼、肉、菜等食物时，加入的食盐很容易转化成亚硝酸盐，食用腌制食物时，它在体内酶的催化作用下，易与体内的各类物质发生作用，生成亚胺类的致癌物质。

3. 霉变食品

要尽量选择新鲜的食物，吃不完的食物要及时放在冰箱冷藏；有保质期的包装食物，要注意食物的保质期，在有效期内将食物吃完。

4. 糖精、味精

孕妇及婴儿禁食味精、糖精。

5. 过咸食物

平时注意盐的摄入量，包括食用盐、酱油等调味品，不可吃得过咸。如果一向口味偏重，可以试试用芹菜等含有天然咸味的蔬菜替代食盐。

6. 酒类饮料

平时注意适度饮酒或者不饮酒。可以选择低度酒，小口慢喝；不要多种酒混着喝；喝酒的同时要多喝水；喝酒前吃点有助于解酒的食物。

二、减少药物中毒素的方法

应在医生指导下按医嘱，规律、足疗程服用药物，不要多种药物叠加使用或自行加大药物剂量。

三、减少其他外摄毒素的方法

1. 紫外线

在有阳光直晒的时间段或季节，减少户外活动时间。若必须在户外活动，注意及时涂防晒霜或在皮肤暴露部位遮阳处理。

2. 电磁辐射

选择正规厂家的电器，合理使用电器，避免电器长时间处于待机状态。

3. 化学气体

生活中尽量避免接触过多的化学制品。外出注意戴口罩，新房装修后注意及时清除甲醛等有害气体。

4. 烟雾

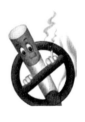

劝告周围吸烟人士积极戒烟，任何时候戒烟都不为晚。在煤焦厂、锅炉厂工作者注意戴工业防尘口罩。

5. 高温油烟

居家厨房中注意安装油烟机，在炒菜或烹饪食物时要注意正确使用油烟机。

6. 水垢

要想去除水垢，比较简单的办法就是在烧水的壶中放一团经过消毒的纱布，即可以将大部分水垢吸走。

7. 被污染的水

居家或办公中选择较安全的水源。

四、减少体内金属残留的方法

1. 肝排毒

肝脏是重要的解毒器官，各种毒素经过肝脏的一系列化学反应后，变成无毒或低毒物质。在日常饮食中可以多食用胡萝卜、大蒜、葡萄、无花果等来帮助肝脏排毒。胡萝卜是有效的排汞食物。胡萝卜中含有的大量果胶可以与汞结合，有效降低血液中汞离子的浓度，加速其排出。每天吃胡萝卜还可以刺激胃肠的血液循环，改善消化系统等。大蒜中的特殊成分可以降低体内铅的浓度。葡萄可以帮助肝、肠、胃清除体内垃圾，还能增加造血机能。无花果含有机酸和多种酶，可保肝解毒、清热润肠、助消化，特别是对 SO_2（二氧化硫）、SO_3（三氧化硫）等有毒物质有一定的抵御作用。

2. 肾排毒

肾脏是排毒的重要器官，它过滤血液中的毒素和蛋白质分解后产生的废料，并通过尿液排出体外。黄瓜、樱桃等蔬果有助于肾脏排毒。黄瓜的利尿作用能清洁尿道，有助于肾脏排出泌尿系统的毒素。黄瓜含有的葫芦素、黄瓜酸等还能帮助肺、胃、肝排毒。樱桃是很有价值的天然药食，有助于肾脏排毒。同时，它还有温和通便的作用。

3. 肠排毒

肠道可以迅速排出毒素，但是如果消化不良，就会造成毒素停留在肠道，被重新吸收，给健康造成巨大危害。魔芋、黑木耳、海带、猪血、蜂蜜、糙米等众多食物都能帮助消化系统排毒。魔芋又名"鬼芋"，在中医上被称为"蛇六谷"，是著名的"胃肠清道夫"和"血液净化剂"，能清除肠壁上的废物。黑木耳含有的植物胶质有较强的吸附力，可吸附残留在人体消化系统内的杂质，清洁血液，经常食用还可以有效清除体内污染物质。海带中的褐藻酸能减慢肠道吸收放射性元素锶的速度，使锶排出体外，因而具有预防白血病的作用。此外，海带对进入体内的镉也有促排作用。猪血中的血浆蛋白被消化液中的酶分解后，产生一种解毒和润肠的物质，能与侵入人体内的粉尘和金属微粒反应，转化为人体不易吸收的物质，直接排出体外，有除尘、清肠、通便的作用。蜂蜜自古就是排毒养颜的佳品，含有多种人体所需的氨基酸和维生素。常食用蜂蜜，在排出毒素的同时，对防治心血管疾病和神经衰弱等症也有一定的效果。糙米是清洁大肠的"管道工"，当其通过肠道时会带走许多淤积物，最后将其从体内排出。

芹菜中含有的丰富纤维可以像提纯装置一样，过滤体内的废物，刺激身体排毒，此外芹菜还可以调节体内水分的平衡，改善睡眠。苦味食品一般都具有解毒功能。对苦瓜的研究发现，其中有一种蛋白质能增加免疫细胞活性，清除体内有毒物质。尤其是女性，多吃苦瓜还有调经的作用。绿豆味甘性凉，自古就是极有效的解毒剂，对重金属、农药及各种食物中毒均有一定防治作用。它主要是通过加速有毒物质在体内的代谢，促使其向体外排泄。茶叶中的茶多酚、多糖和维生素 C 都具有加快体内有毒物质排泄的作用，特别是普洱茶。研究发现，普洱茶有助于杀死癌细胞。对于常坐在电脑旁的人来说，坚持饮用还能减轻电脑辐射对人体的不良影响。牛奶和豆制品所含有的丰富钙质是有用的"毒素搬运工"。

4. 多饮水

大肠是粪便堆积的地方，多饮水可以促进新陈代谢，缩短粪便在肠道停留的时间，减少毒素的吸收，溶解水溶性的毒素。最好在每天清晨空腹喝一杯温开水。此外清晨饮水还能降低血液黏度，预防心脑血管疾病。

5. 素食

每周吃两天素食，给肠胃休息的机会。因为摄入过多的油腻或刺激性食物，会使人体在新陈代谢中产生大量毒素，给肠胃带来的巨大负担。

6. 适当补充抗氧化剂

适当补充一些维生素 C、维生素 E 等抗氧化剂，以帮助清除体内的自由基。

7. 吃东西不要太快，多咀嚼

这样能分泌较多唾液，中和各种毒性物质，引起良性连锁反应，排出更多毒素。

五、减少激素的方法

常饮茶水是一种十分有效的预防措施，据实验证明，让参加实验的老鼠连续服用两个月的茶水，就能使其肝脏、胰脏、睾丸等器官中的环境激素完全排出体外。饮茶大有好处，尤其是男性朋友更宜饮茶。

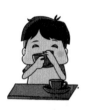

另外我们可以通过一些手段尽可能地减少环境激素的影响：①食用水果和蔬菜时尽量除去所含农药（如水果去皮，蔬菜用开水浸一下等）。②大量食用谷物和绿叶菜。一项调查研究的结果显示，容易使二噁英从体内排出的食物有糙米、荞麦、菠菜、萝卜、小米、黄米和圆白菜等。③尽量少吃罐头食品。一方面罐头瓶内侧涂有环氧树脂；另一方面罐头食品本身含有许多食品添加剂。④避免购买色彩鲜艳的、漂白的、含有大量防腐剂和杀菌剂的食品。⑤尽量少食用近海鱼。小鱼和微生物摄取海中的化学物质，然后又被大鱼吃掉。由于食物链的作用，金枪鱼和青花鱼等大型鱼类体内浓缩的化学物质非常多。⑥家庭养花不宜大量使用杀虫剂、杀菌剂和除草剂。尽量少用家庭衣物防虫剂和杀虫剂、驱蚊剂等。减少合成洗涤剂的使用量，因为其中有表面活性剂，大多数表面活性剂的成分都与环境激素有关。⑦慎用口服避孕药，口服避孕药原本是人造雌激素，这种物质从服用者的尿中排出，水循环流到河川后，造成的激素作用是双酚 A 的 10000 倍。

六、减少农药残留的方法

1. 浸泡水洗法

污染蔬菜的农药主要为有机磷杀虫剂，难溶于水。一般来说，可以用水将表面的污垢先冲洗干净，然后在水中加入果蔬清洁剂，将蔬菜和水果放进水溶液中浸泡，以促进农药从表面溶出。不过这类去除农药残留的方法，浸泡时间不宜超过10 分钟，以免表面残留农药渗入蔬菜内。浸泡之后，再用清水清洗 2 ~ 3 次。这是去除农药残留比较基础的方法。

2. 碱水浸泡法

有机磷杀虫剂在碱性环境下分解迅速，使用碱水浸泡是有效去除农药污染的措施。可用于各类蔬菜瓜果。方法：先将表面污物冲洗干净，浸泡到碱水（一般 0.5 升水中加入碱面 5 ~10 克）中 5 ~ 15 分钟，然后用清水冲洗 3 ~ 5 遍。

3. 去皮法

蔬菜瓜果表面农药量相对较多，削皮是一种较好的祛除残留农药的方法，可用于苹果、梨、猕猴桃、黄瓜、胡萝卜、冬瓜、南瓜、西葫芦、茄子、萝卜等。不过在去皮过程中，最好将已去皮的和待去皮的蔬菜水果分开放，以免造成再次污染。

4. 臭氧清洗法

用市售的臭氧或臭氧水发生器清洗和浸泡各类瓜果蔬菜，简单易行，安全可靠，清洗和浸泡时间为 10 ~ 20 分钟，一般认为此方法可去除大部分农药残留。

5. 储存法

农药可随存放时间延长而缓慢分解为对人体无害的物质。对易于保存的瓜果蔬菜，可通过存放减少农药残留量。此法适用于苹果、猕猴桃、冬瓜等不易腐烂的蔬菜瓜果。一般存放 15 天以上。

有研究表明，烹饪的蔬菜存放时间延长，其亚硝酸盐的含量明显增加，所以建议不要食用烹饪后隔夜存放的蔬菜瓜果。

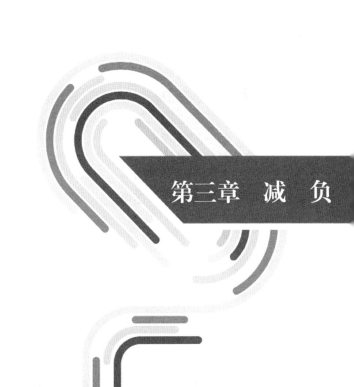

第三章　减　负

第一节 减心脏负担

西医对心脏的认识

心脏是一个空腔器官，通过心房和心室节律性地收缩和舒张而实现泵血功能，并推动血液不断地循环流动，而心肌细胞的动作电位是触发心肌收缩和舒张的原因。人类的心脏位于胸腔中部偏左，体积相当于一个拳头大小，质量约 350 克。女性的心脏通常要比男性的体积小且重量轻。

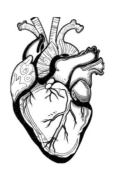

一、心脏的功能

1. 血液循环及能量代谢

心脏起到泵的作用推动血液循环，向器官、组织提供充足的血流量，以供应氧和各种营养物质，并带走代谢后的终产物（如二氧化碳、尿素和尿酸等），使细胞维持正常的代谢和功能。血液循环是指心脏将血液泵出，再由血管将血液分配到各器官、组织，血液在心血管系统中按一定的方向流动，最后汇入心脏的过程。

2. 稳定内环境

体内各种内分泌的激素和一些其他体液要素，也要通过血液循环将它们运送到靶细胞，实现机体的体液调节，并在机体各个部位通过毛细血管进行物质交换，从而保证机体新陈代谢的不断进行，维持机体内环境的相对恒定。

3. 分泌激素

心脏通过分泌相应的激素调节其他器官的功能，心肌细胞能够产生和分泌心钠素、肾素－血管紧张素、内源性类洋地黄素、心肌生长因子等多种激素和生物活性物质，对心血管的功能起着调节作用，血液循环还可将细胞分泌的激素运送到靶器官。

此外，血液防卫机能的实现，以及体温相对恒定的调节，也都要依赖血液在血管内不断循环流动。

二、心脏功能减退的原因

随着年龄的增加，人体全身的血管，特别是动脉，都会逐渐硬化，身体的各项功能也会逐渐减退，尤其是当下，很多人的生活方式极不利于心脏的健康。那么，造成人体心功能损伤的主要病因有哪些呢?

1. 久坐不动

长期久坐不运动,可导致体内新陈代谢改变,引起血液黏稠度升高,血流减缓,容易形成血栓,从而加大心脏病的患病风险。

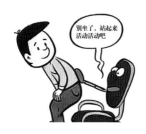

2. 大量喝酒、抽烟

长期大量喝酒、抽烟,可导致心脏负担加重,对心脏产生毒害作用。

3. 饮食过咸

饮食过咸可使体内的钠离子升高,体内的钠离子长期处于过高状态,可诱发高血压。而长期的高血压可损伤心脏功能。

4. 暴饮暴食

人体过量进食后,胃肠道需要大量血液来消化食物,从而导致流入心脑血管的血量大大减少,对于本身存在血管供血不足的人来说,暴饮暴食很容易诱发脑梗、心梗。

5. 心情抑郁

心情抑郁通常会伴随出现焦虑情绪。这些负面情绪会影响晚上的睡眠质量。睡眠质量差，会导致心脏得不到休息。心脏休息不良可引起心率加快及血压升高，加重心脏负担。

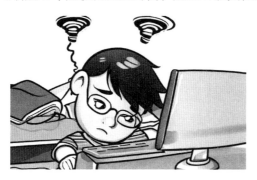

6. 血压控制不良

高血压患者若血压控制不良，血压长期处于高压状态，可引起心脏功能及结构改变。

三、心脏功能减退后对人体造成的影响

心脏疾病的主要表现有心悸、呼吸困难、发绀、咳嗽、咯血、胸痛、水肿、少尿、心脏增大、异常心音、心律失常、脉搏异常等。但是，有些看似与心脏无关部位的症状也可能是心脏疾病的表现之一，常常被患者疏忽，如肩膀、脖子、下巴、手臂等部位疼痛。肩膀长时间疼痛也有可能是心脏出现问题的

症状之一，但很多患者没意识到这一点。

心功能下降后易患的疾病有冠状动脉粥样硬化性心脏病、心绞痛、高血压性心脏病、心力衰竭、心肌梗死等。

冠状动脉粥样硬化性心脏病：是由于脂质代谢不正常，血液中的脂质沉着在原本光滑的动脉内膜上，一些类似粥样的脂类物质堆积而成白色斑块，称为动脉粥样硬化病变。斑块渐渐增多会造成动脉腔狭窄，使血流受阻，导致心脏缺血，产生心绞痛。心脏缺血如果短时间（大都超过 20 分钟）内无法解除，会导致相应冠状动脉下游远端灌注区心肌坏死，临床上则表现为急性心肌梗死，还可以因为心肌缺血导致各种心律失常、心脏扩大和心力衰竭。猝死是冠心病死亡的主要形式。

心绞痛：在一般情况下是不会感觉到心脏疼痛的，缺氧时才会感到心区疼痛。当冠状动脉堵塞大于 70% 时，由于缺氧，会感觉到心区有明显的疼痛，这就是心绞痛。可见心绞痛就是冠状动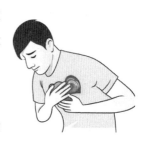脉堵塞加重、心肌缺血更进一步的表现。心绞痛以发作性胸痛为主要表现，在胸骨体上、中段之后，可波及心前区，有手掌大小范围最为典型；可放射到左臂内侧、左手或后背，偶有放射到下颌、咽部、上腹部。多为压迫、憋闷、紧缩性疼痛，有的人可有烧灼感。一般持续 1～10 分钟，最多不超过 20 分钟。体力活动、情绪激动、寒冷、吸烟、发热及心动过速等情况均可引起心绞痛发作。一般情况下，去除诱因、休息及含服急救药物后可在数分钟内缓解。

高血压性心脏病：高血压性心脏病是由于血压长期升高，左心室负荷逐渐加重，左心室因失代偿出现肥厚和扩张而形成的器质性心脏病。早期可没有任何症状，随着高血压病程的进展，左心室肥厚扩大，可出现左室舒张功能减退，最终出现收缩功能减退，患者逐渐出现左心衰竭。

心力衰竭：心力衰竭是各种心脏疾病导致心功能不全的一种综合征，绝大多数情况下是指心脏功能损害使心脏排血量不能满足机体代谢的需要，器官、组织血液灌注不足，同时出现肺循环和（或）体循环淤血及组织血液灌注不足的现象。

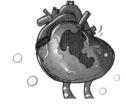

心肌梗死：当冠状动脉全部堵塞时，心脏完全得不到血液供应，心脏也就停止跳动。这时候心肌就会因为缺血而坏死，医学上叫作心肌梗死，简称"心梗"，意思是冠状动脉全部堵塞引起的心脏肌肉坏死。如果说心脏是人体的发动机，冠状动脉就是给发动机供油的输油管，油管堵塞，发动机马上熄火，心脏停搏，人很快会死亡。由于性别的关系，男性的心肌梗死症状往往比

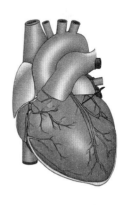

较典型，出现症状后有利于及时救治，而女性尽管心肌梗死的发生率比男性低，但是其症状不典型，不一定会出现典型的胸闷、胸痛、活动时疼痛加剧、冒冷汗等症状，等到发现有心肌梗死问题时常情况危急，抢救困难。

国家心血管病中心发布的报告显示，多年来我国心血管病的患病率持续上升，每年心脏病猝死患者数超过 54 万人，相当于每分钟约有 1 个人猝死，居所有死亡原因之首。心脏病猝死的可怕之处还在于它的突发性和不可预测性。不过，有一半的心源性猝死是有先兆的，判断并抓住心脏发出的求救信号，尽早去医院做深入的检查和治疗，就能争取更多的时间。

四、药物、手术以外的恢复方法

有心脏病的患者一般不宜做剧烈运动，可以散步、慢跑、打太极拳。这些舒缓的运动可以使心肌收缩力增强、外周血管扩张，具有增强心功能、降低血压、预防冠心病的作用。路程及锻炼时间应该根据个人的具体情况而定，不必强求。

心脏病的患者一定要戒烟、戒酒。特别是冠心病、心肌病、高血压性心脏病、风湿性心脏病的患者都应该戒烟戒酒，还有心律失常的患者也是不能够饮酒的，否则会导致心率增快，从而引起症状加重。

如果盐分摄入过多，那么盐进入人体内后很容易对我们的血压及血管细胞造成负面影响。过多的盐分摄入容易让我们的血压增高、血管内皮细胞功能衰退，而且会使血管变得更狭窄，从而不利于人们的身体运作，所以低盐饮食能够很好地控制心脏病患者的病情，减少心脏病发作的可能。

肥胖本身就是心脏病的致病因素之一，所以如果心脏病患者伴有肥胖，就应该积极减肥。除注意合理饮食，少吃高脂肪、高热量的食物外，还需要多运动，通过增加热量的消耗来控制体重，达到合适的体形。

好心情是身体健康的保障，尤其是对于心脏病患者来说，时常拥有一个愉悦的心情会更加有利于缓解症状，在治疗方面也会起到事半功倍的效果。而且，千万不要情绪激动，不要大悲大喜，切记要放宽心态，保证情志舒畅。

控制血压。高血压有可能会使心脏病出现，而且还可能会诱发冠心病。患者一定要避免让自己高血压加重，导致心脏病更加严重。高血压性心脏病患者的血压一般要求控制在140 / 90mmHg 以下，但也要结合患者的具体情况，如果对于年龄比较大且合并有脑梗死、动脉硬化的患者，血压控制得要相对宽松一些，可以在 150 / 90mmHg 左右。

中医对心脏的认识

一、心脏的功能

心为"君主之官"，五脏六腑之大主，在体合脉，其华在面，开窍于舌，寄窍于耳，在志为喜，在液为汗，与小肠互为表里，在五行属火，为阳中之阳，与自然界之夏相通应。

1. 心主血脉

心有主管血脉和推动血液循行于脉中的作用，包括主血和主脉两个方面。一是行血以输送营养物质。心气推动血液在脉内循环运行，血液运载着营养物质以供养全身，使五脏六腑、四肢百骸、肌肉皮毛等整个身体都获得充分的营养，藉以维持各器官正常的功能活动。二是生血，使血液不断地得到补充。胃肠消化、吸收的水谷精微通过脾主运化、升清散精的作用，上输给心肺，在肺部吐故纳新之后，贯注心脉而赤化为血液。

2. 心藏神

心主神明。其一，主思维、意识、精神。在正常情况下，神明之心接受和反映客观外界事物，进行精神、意识、思维活动。这种作用称为"任物"。任，是接受、担任、负载之意，即心具有接受和处理外来信息的作用。有这种"任物"的作用，才会产生精神和思维活动，对外界事物做出判断。其二，主宰生命活动。"心者，五脏六腑之大主也，精神之所舍也"（《灵枢·邪客》）。心藏神而为神明之用，心为君主而脏腑百骸皆听命于心，五脏六腑必须在心的统一指挥下才能进行统一协调的正常生命活动。

心脏功能正常，则心脏搏动如常，脉象和缓有力、节律调匀、速度适中、脉管舒缩有度，使精神内守，既无亢奋，也无抑郁。

二、心脏功能减退的病因

1. 体虚劳倦

禀赋不足，素体虚弱，或年迈体虚，或久病伤正，损耗心气，或房劳过度，肾阴耗伤，阴衰于下，不能上奉于心，心肾不交，水火不济而火盛神动；或劳倦太过伤脾，脾虚运化不健，气血生化乏源，血脉不充，心神失养。

2. 药食不当

嗜食醇酒厚味、煎炸炙煿，蕴热化火生痰，痰火上扰心神，或因药物过量、毒性较剧，耗伤心气。

3. 情志失常

怒则气上、喜则气缓、悲则气消、思则气结、恐则气下、惊则气乱，七情失调则气血耗逆，心脉失畅，心神动摇、不能自主。《素问·阴阳应象大论》中言，"怒伤肝""喜伤心""思伤脾""忧伤肺""恐伤肾"。郁怒伤肝，肝失疏泄，肝郁气滞，化火生痰，痰火扰心或痰阻血脉；木旺克脾土，或长期忧思不解伤脾，脾虚气血生化不足，心脉不充、心神失养，脾虚化湿生痰，阻滞心脉，使脉络不利；喜笑无度、心情过于激动，或心火内炽，或暴受惊恐致心虚胆怯，扰动心神，或惊恐伤肾，肾虚精亏，髓海失充，脑失所养，致神明失用，神情失常。

4.感受外邪

感受风寒湿热之邪，内侵于心，痹阻心脉，耗伤心气；或瘟疫、疫毒灼伤营阴，心失所养；或毒邪内扰心神。

总的来说，以上病因可导致气血阴阳亏虚，心失所养，或痰、饮、火、瘀等阻滞心脉、扰动神明。

三、心脏功能减退后对人体造成的影响

心功能减退，正虚邪扰，血脉不畅，心神不宁，则为心悸；寒、痰、瘀等邪痹阻心脉，胸阳不展，则为胸痹；阳盛阴衰，阴阳失调，心肾不交则为不寐；痰气痰火扰动心神，神机失灵，则为癫狂；痰凝气郁，蒙蔽清窍，则为痫病；髓海不足，心神失用，则为痴呆；气血逆乱，阴阳之气不能相接，则为厥证。心为十二官之主，心脏病变常累及他脏，心阳虚衰、肺肾气竭而见喘脱，心火下移小肠、移热膀胱，而见淋证。古人云，"心

动则五脏六腑皆摇"，心脏虚衰，气亏血少，体弱神疲，早衰减寿。

四、药物、手术以外的恢复方法

1. 食疗

合理搭配营养，食品多样化。食用优质蛋白、高矿物质、适量维生素、增加膳食纤维和不饱和脂肪酸，宜食用瘦肉、鱼类、豆制品、鸡蛋及新鲜蔬菜水果。进食定时定量、易消化、少吃多餐。忌过食刺激及肥甘之品，避免损伤脾胃。

可药膳调理，如高脂血症者可用首乌汁 20 毫升，每日 3 次，或山楂饼、糖渍山楂果，或绞股蓝泡茶，或白果核桃粥；气虚血瘀型者可食用参七炖鸡，人参 6 克、三七粉 3 克、鸡肉 75 克、水 200 毫升，炖熟；心气虚者可用人参片泡茶饮；血压偏高者可使用粉葛煲汤，粉葛 200 克（去皮，切片）、猪瘦肉 75 克、水适量，煲汤，或食用黄花菜芹菜炒鱼片，鲜黄花菜和芹菜各 75 克、鲩鱼或鳙鱼 75 克（切片）、银耳少许，共炒至熟。

2. 针灸、按摩、刮痧、穴位贴敷疗法

以中医的脏腑、经络学说为理论基础，并结合西医的解剖，在人体体表的特定部位针灸、按摩、刮痧、穴位贴敷以调节机

体生理、病理状况，达到理疗目的。

可选穴：巨阙、心俞、膈俞、内关、公孙、阴郄；膻中、厥阴俞、三阴交、郄门。两组交替使用，痰浊加太渊，虚寒则艾灸膻中或膈俞。

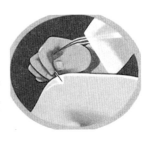

耳穴疗法可选心穴，配胃穴、内分泌穴等。

3. 磁石疗法

我国自古就有磁石入药的记载，宋朝就已有利用磁的微弱磁场为患者外敷治病的记载，磁疗能有效改善微循环，例如磁性床垫、枕头、坐垫、靠背、护膝、项链、手链、磁珠等均有一定的保健作用。

4. 心理疗法

心理因素在疾病发生、发展和治疗中起重要作用，心理疗法从认知调整和放松疗法、正确对待压力和负面情绪等多个方面发挥作用。心功能减退者需在生活中自我施行治疗方法，院外配合医生治疗，消除忧郁、焦虑等精神状态，达到心理平衡，有利于心功能的恢复。

5. 身体锻炼

身体锻炼者有意识地使自己处于宁静、愉悦的状态，而协调体内各系统的生理功能，促使气机协调，从而使气血和畅、经络疏通、阴阳平衡，以强体健身、防治疾病，使心功能逐渐得以恢复。气功锻炼方式有太极拳、五禽戏、六字诀等。

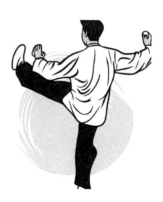

6.音乐疗法

音乐疗法从自然医学角度出发，通过音乐与人体产生的共振来刺激细胞分子的重建，达到细胞再生、调节新陈代谢功能的作用，并以此为基点，激活、唤醒人体自身的自我治愈能力，使患者通过自身的能力达到更健康的身体状态，同时有效降低药物对身体的副作用，提高人体免疫功能。

五、预防

第一，调摄精神，保持心情愉快，精神乐观，情绪稳定，避免惊恐、忧思恼怒等不良的情志刺激，可培养健康的兴趣爱好以陶冶情操。

第二，饮食有节，进食营养丰富且易消化、吸收的食物，平素宜低盐低脂饮食，忌过饱、过饥，保持大便通畅，戒烟酒、浓茶；特别是阳虚者忌过食生冷，阴虚者忌过食辛辣炙煿，痰浊、血瘀者忌过食肥甘，水肿者宜少食盐。饮食提倡多用粗粮、杂粮，建议饮用弱碱性水，适当运动可以改善人体酸碱度，维持人体 pH 7.35 ~ 7.45 的弱碱性体质。

第三，生活规律，劳逸结合，房事有节，保证充足的睡眠，但不宜睡眠过多，适当体力活动，避免剧烈活动及强体力劳动。根

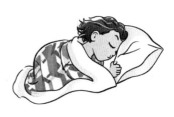

据子午流注养生法，午时即 11:00—13:00 手少阴心经气血最旺，此时午睡片刻，对养心大有好处，有利于周身血液循环；心火生胃土，亦有利于消化。

第四，注意寒暑变化，适时添减衣物，避免外邪侵袭，居处安静、通风、寒温适宜。要注重根据时令来调摄身心，心与自然界之夏相通应，夏三月应"夜卧早起，无厌于日"，尽量延长户外活动时间，使人的身心符合阳气隆盛状态，这样可使心的功能达到最大限度的扩展。

心功能检查

1. 侵入性检查

主要有心导管检查和与该检查相结合进行的选择性心血管造影，选择性指示剂（包括温度）稀释曲线测定心脏排血量，希氏束电图检查及心内膜心肌活检。这些检查可能会给患者带来一些创伤，但可得到比较直接的诊断资料，诊断价值较大。

2. 非侵入性检查

包括各种类型的心电图检查、超声心动图、超声多普勒血流图检查、实时心肌声学造影、心脏血管 CT 造影（CTA）及心脏磁共振等。这些检查对患者无创伤性，故较易被接受，但得到的资料较间接，而随着仪器性能和检查技术的不断更新和提高，其诊断价值也在迅速提高。

附　减血液负担

西医对血液的认识

一、血液的组成与功能

心脏是动力器官，血管是输送血液、物质交换的场所。血液循环最基本的功能是完成体内物质运输。血液流经机体各器官和组织的毛细血管时，将血液携带的氧气和营养物质供给组织细胞，组织细胞产生的二氧化碳和代谢产物进入血液，依靠血液循环经肾和肺等排泄器官排出体外，维持机体内环境的相对稳定，并保证机体的新陈代谢活动不断进行，而且血液还是沟通内外环境物质交换的重要纽带。血液由血浆和悬浮于其中的血细胞组成。血液在心脏和血管中按一定方向周而复始地定向流动，称为血液循环。

血细胞可分为红细胞、白细胞和血小板三类，其中，红细胞数量最多，白细胞最少。血细胞在全血中所占的容积百分比，称为血细胞比容。正常成年男性的血细胞比容为 40%～50%，女性为 37%～48%，新生儿约为 55%。

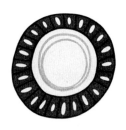

1. 红细胞

红细胞是血液中数量最多的血细胞。红细胞中含有丰富的血红蛋白，血红蛋白男性含量为 120～160g／L，女性为 110～150g／L，新生儿为 170～200g／L。生理情况下，红细胞数量和血红蛋白含量会随年龄、性别、体质、生活环境的不同而有所改变。例如，生活在高原地区的人由于缺氧，需要更多的细胞运输氧，所以他们的血红蛋白普遍高于正常值；怀孕的中后期，因为血浆总量增多，所以血红蛋白的浓度相对减少。红细胞的主要功能是运输氧气和二氧化碳，并对机体代谢产生的酸碱物质起一定的缓冲作用。这两项功能都是通过红细胞中的血红蛋白来实现的。如果红细胞破裂，血红蛋白释放出来并溶解于血浆中，即丧失上述功能。红细胞平均寿命约 120 天。

肝、脾是红细胞破坏的主要场所，当脾功能亢进时，可使红细胞破坏增加，导致脾性贫血。

2. 白细胞

白细胞是无色、有核的血细胞，在血液中一般呈球形。正常成人外周血中的白细胞总数为（4.0~10.0）×10^9/L。白细胞的数量可随年龄、体质、生理状况不同而发生变化。如剧烈运动、进食、妊娠等均可使白细胞总数暂时升高。白细胞的主要功能是通过吞噬和免疫反应，实现对机体的保护和防御。白细胞具有变形、游走、趋化和吞噬等特性，是执行防御功能的生理学基础。

中性粒细胞吞噬、消化细菌的能力很强，是机体抵御病原微生物入侵的第一道防线。临床上中性粒细胞百分比升高，往往提示为急性化脓性细菌感染。

嗜碱性粒细胞数量增多，多见于某些过敏性疾病、某些血液病、某些恶性肿瘤及某些传染病等，因其在外周血中参考值很低，故其数量减少无临床意义。

嗜酸性粒细胞吞噬能力较弱，因不含溶菌酶，基本上无杀菌作用。临床上患过敏性疾病或寄生虫感染时，常伴有血中嗜酸性粒细胞增多。

目前认为，单核细胞是巨噬细胞的前身，具有明显的变形运动，能吞噬和清除受伤、衰老的细胞及其碎片；还能诱导淋巴细胞的特异性免疫反应。单核细胞也是机体对付致病细菌和寄生虫的主要细胞防卫系统，还具有识别和杀伤肿瘤细胞的能力。

淋巴细胞又称免疫细胞，可分为 T 淋巴细胞、B 淋巴细胞和自然杀伤细胞（NK 细胞）三种。T 淋巴细胞主要参与细胞免疫；B 淋巴细胞能产生抗体，参与体液免疫；自然杀伤细胞的主要作用是杀伤肿瘤细胞和病毒感染细胞等。

3. 血小板

血小板由骨髓中成熟巨核细胞脱落的胞质碎片形成。正常成人血液中血小板的数量为（100 ~ 300）× 10^9/L。血小板具有黏附、聚集、释放、收缩、吸附等作用，其维持毛细血管内皮的完整性，参与生理学止血，促进血液凝固。其减少可引起出血时间延长，严重损伤或应激状态可发生出血。当血小板数量减少到 50 × 10^9/L 以下时，毛细血管壁脆性增加，轻度损伤或仅血压增高即可使皮肤和黏膜下出现瘀血点，甚至出现大块紫癜，称为血小板减少性紫癜。当血小板计数小于 20 × 10^9/L 时，常有自发性出血，一般需要预防性输入血小板。

二、血液病变的原因

第一，缺铁性贫血，造血原料不足，即缺铁，可由慢性失血引起。

第二，叶酸、维生素 B_{12} 缺乏可引起巨幼细胞性贫血，一般由吃新鲜蔬菜较少，或者长期饮食不佳，或者胃吸收不好导致。

第三，恶性病，如白血病、淋巴瘤、骨髓瘤，这些都是血液病，病因复杂。恶性肿瘤跟遗传、外界环境都有关系。接受过钴 –60 放射性照射的患者，发生白血病的可能大，所以血液病的发生一定跟病因有关。

三、血液功能减退后对人体造成的影响

第一，缺血会导致贫血，患者会出现面色苍白、头晕乏力、心慌胸闷、头疼及耳鸣、眼花等一系列症状。贫血以后，由于四肢肌肉得到的血液供应减少，患者会出现运动能力下降的症状。由于贫血，心肺功能负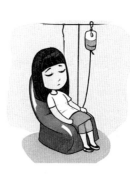担加重，患者会出现心慌、胸闷等一系列症状，如果长期严重的贫血，还可能诱发贫血性心脏病，出现心功能不全、心脏体积增大的情况。贫血以后消化系统得到的血液减少，患者会出现腹胀及便秘、腹泻等消化不良的症状。

第二，恶性血液病多见于白血病和再生障碍性贫血，是由于人体造血功能出现问题造成的，一般表现为贫血、出血、发热、感染等症状。

中医对血液的认识

一、血液的正常功能

血液是运行于血管内的富有营养的红色液态物质，是构成人体和维持人体生命活动的基本物质之一，血必须在脉道内运行不息，才能充分发挥其生理效应。血液与五脏的关系非常密切，它的生成、运行、贮藏都有赖于五脏之间的协同配合。

血管是一个自我衔接、相对密闭的管道系统，血液运行其中，周而复始，循环不息，灌溉全身。血液充盈，脉管通畅，相关的脏腑心、肺、脾、肝等功能正常是血液运行的基本条件。

血液的生理功能有以下两点：

第一，血液充足，能充分发挥濡养和滋润作用，表现为面色红润，皮毛光泽，肌肉丰满壮实，筋骨劲强，感觉和运动灵活，脏腑坚固。

第二，血是精神活动的主要物质基础，临床上血液充盈，血脉和调通利，脏腑功能和谐，能使人精力充沛，神志清晰，思维敏捷，情志舒畅，感觉灵敏。

二、导致血液功能减退的原因

血的失常，一是因血液的生成不足或损耗太过，致血的濡养功能减弱而引起的血虚；二是血液运行失常而出现的血瘀、出血等病理变化。

1. 血虚

是指血液不足，血的濡养功能减退的病理状态。失血过多，新血不能生成补充；或因脾胃虚弱，饮食营养不足，血液生化乏源；或因血液生化功能障碍；或因久病不愈，慢性消耗等因素而致营血暗耗。以上原因均可导致血虚。

2. 血瘀

是指血液的循行迟缓，流行不畅，甚至血液停滞的病理状态。导致血瘀的病机主要有气虚、气滞、痰浊、瘀血、血寒、血热等。

气虚的原因主要有先天禀赋不足，或后天失养，或肺、脾、肾的机能失调而致气的生成不足。也可因劳倦内伤、久病不复等，使气过多消散而致。

气滞主要由于情志抑郁，或痰湿、食积、热郁、瘀血的阻滞，影响气的流通；或因脏腑功能的失调，如肝气失于疏泄、大肠失于传导等，皆可形成局部的气机不畅或郁滞；也可因气虚推动无力而滞者。

痰浊的形成多由外感六淫，或七情内伤，或饮食不节。痰浊易导致脏腑机能失调，气化不利，水液代谢障碍，水液停聚。

瘀血的形成原因有以下五点：①血出致瘀，各种外伤导致脉管破损而出血；②气滞致瘀，情志郁结，气机不畅，或痰饮等积滞体内，阻遏脉络，都会造成血液运行不畅，导致血液在体内某些部位淤积不行；③因虚致瘀，气虚则运血无力，阳虚则脉道失于温通而涩滞，阴虚则脉道失于柔润而僵化；④血寒致瘀，血得热则行，得寒则凝；⑤血热致瘀，外感火热邪气或体内阳盛化火，入舍于血，血热互结，血液黏稠而运行不畅。

血寒，多因外感寒邪，侵犯血分；也可因阳气失于温煦所致。

血热，多因外感火热邪气，灼伤血分；也可因阳盛化火导致。

3. 血证

凡血液不循常道，或上溢于口鼻诸窍，或下泄于前后二阴，或渗出于肌肤，所形成的一类出血性疾患统称为血证。血证可由感受外邪、情志过极、劳倦过度、久病或热病等多种原因导致。

感受外邪。外邪侵袭，或热病损伤脉络引起出血，损伤上部脉络引起衄血、咳血、吐血，损伤下部脉络引起尿血、便血。

情志过极。情志不遂，恼怒过度，肝气郁结化火，肝火上逆犯肺引起衄血、咳血，肝火横逆犯胃引起吐血。

饮食不节。饮酒过多及过食辛辣厚味，滋生湿热，热伤脉络，引起衄血、吐血、便血、紫斑；或损伤脾胃，脾胃虚衰，血失统摄，而引起吐血、便血。

劳欲体虚。神劳伤心，体劳伤脾，房劳伤肾，劳欲过度，或久病体虚，导致心、脾、肾气阴的损伤。若损伤于气，则气虚不能摄血，以致血液外溢而形成衄血、吐血、便血、紫斑；若损伤于阴，则阴虚火旺，迫血妄行而致衄血、尿血、紫斑。

久病之后。久病使阴精消耗，以致阴虚火旺，迫血妄行而致出血；久病使正气亏损，气虚不摄，血溢脉外而致出血；久病入络，使血脉瘀阻，血行不畅，血不循经而出血。

三、血液功能减退后对人体造成的影响

第一，当饮食营养摄入不足，或脾胃纳运功能失调，不能化水谷为精微时，都会影响血液的生成。

第二，血虚不足，以致濡养和滋润作用减弱，则出现面色萎黄、皮毛枯槁、肌肉瘦削、筋骨痿软或拘急、脏腑脆弱、四肢麻木、感觉不灵、运动无力等表现；如果血液亏虚，神失所养，则易出现惊悸、失眠、健忘、多梦、烦躁等神志不安的症状，若邪热侵犯营血，扰动心神，可有神昏、谵语等神志异常的表现。

第三，血虚不荣脏腑经络，四肢百骸失养，出现头晕眼花，

心悸少寐，四肢发麻，唇爪无华，面色苍白或萎黄，舌淡，脉细无力。

第四，血行不畅，停滞为瘀，可见痛处固定不移，或刺痛拒按，或血瘀积不散，结成肿块，面色黧黑，肌肤甲错，或有紫斑，或红痣赤缕。如果瘀血乘心，扰乱心神，出现谵语、发狂。舌质青紫或有瘀点，脉细涩。

第五，当各种原因导致脉络损伤或血液妄行时，就会引起血液溢出脉外形成血证。血液或从口、鼻，或从尿道、肛门，或从肌肤外溢。出血之后，已离经脉而未排出体外的血液，留积体内，蓄积而为瘀血，瘀血又会妨碍新血的生长及气血的正常运行，使出血反复难止。

四、药物、手术以外的恢复方法

1. 针灸治疗

血虚的患者选用足三里、三阴交、血海、关元、膈俞及脾俞等补血养血的穴位；血瘀的患者可选用曲池、合谷、血海、三阴交、太冲、膈俞、肝俞等活血的穴位；血证患者可选用肺俞、列缺、孔最、合谷、长强及脾俞等止血的穴位。

2. 食疗法

血虚患者可选用当归生姜羊肉汤，其中当归 20 克、生姜 20 克、羊肉 500 克，能温中补血，食之效果较好；糖渍红枣，其中花生仁 100 克，如水煎煮，捞出剥取花生衣，放回煮花生仁的水中，加洗净的红枣 50 克，文火煮 30 分钟，加红糖 50 克，煮至糖化后，收汁即可。

血瘀患者可选用二皮蜜，其中柚子 1 个、陈皮 60 克、白酒适量、蜂蜜 500 克，能行气活血化瘀。还可选用丹参茶，其中丹参 9 克、绿茶 3 克，沸水冲泡代茶饮，活血化瘀，止痛除烦。

3. 音乐疗法

血虚的患者，常常精神不振，注意力不集中，健忘失眠，血瘀患者情绪激动，血证患者情绪低沉。通过音乐疗法，能排忧解愁，安定心神。

4. 整脊推拿法

患者取俯卧位，搓擦患者腰骶部，以透热为度，点揉肾俞、命门、八髎各两分钟；患者取侧卧位，医者采用定点旋转复位扳法调整腰椎；患者取仰卧位，顺时针掌摩腹部，并点按关元、气海、中极、血海、三阴交、地机。

五、预防

1. 保持乐观的情绪

心情愉快，可以增加机体的免疫力，有利于身心健康，中医中，"脾主统血"，"肝主藏血"，七情中脾与忧思、肝与怒有关联，忧思、易怒分别损伤脾、肝，影响了血液的统摄、封藏功能，因此应保持乐观的情绪。

2. 加强饮食调理

饮食调理一般以富有营养、易于消化、不伤脾胃为原则，对辛辣厚味、过分滋腻、生冷不洁的食物应少吃，戒除烟酒。可以吃些红枣、枸杞、精细瘦肉等补气补血的食物；还可以吃山楂、玫瑰、醋等活血化瘀、理气的食物，少吃些收涩、寒凉的食物。饮食提倡多用粗粮、杂粮，饮水建议选择弱碱性水，适当运动可以改善人体酸碱度，维持人体 pH 7.35 ~ 7.45 的弱碱性体质。

3. 坚持体育活动

根据自己身体情况，适当参加户外散步、气功锻炼、练太极拳，以促进血液循环，起到养血、活血、锻炼身体的作用。

4. 谨防"久视伤血",日常"不可劳心过度"

中医认为"目得血而能视",长时间看书、看报、看电视不仅会损伤视觉功能,还会消耗精血,因此,目视一小时左右应适当活动一下。日常工作和生活中不可劳心过度。

5. 调节室温

寒则血凝,寒则气滞,冬季室温不应低于20℃,夏季使用空调降温,室温不宜过低,一般应保持在 25~26℃。每天用热水泡浴,有利于改善全身气血运行,也可定期进行药浴、按摩。

第二节　减肝脏负担

西医对肝脏的认识

一、肝脏的功能

1. 解毒功能

有毒物质(包括药物)绝大部分在肝脏里被处理后变得无

毒或低毒。在严重肝病时，如晚期肝硬化、重型肝炎，解毒功能减退，体内有毒物质就会蓄积，这不仅对其他器官有损害，还会进一步加重肝脏损害。对于这类患者，医生在

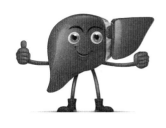

用药时就会特别小心，即便使用护肝的药物也要慎重选择。

2. 代谢功能

代谢功能包括合成代谢、分解代谢和能量代谢。人每天摄入的食物中含有蛋白质、脂肪、碳水化合物、维生素和矿物质等各种营养物质，这些物质在胃肠内初步消化、吸收后被送到肝脏，在肝脏里被分解，"由大变小"，蛋白质分解为氨基酸、脂肪分解为脂肪酸、淀粉分解为葡萄糖等；分解后的"小物质"又会根据身体需要，再在肝脏内被合成为蛋白质、脂肪和一些特殊的碳水化合物或能量物质，这是一个"由小变大"的过程。经过这个过程之后，摄入的营养物质就变成人体的一部分，可想而知，如果肝脏"罢工"，人体的营养来源就会中断，生命也就危险了。

3. 分泌胆汁

肝细胞生成胆汁，由肝内和肝外胆管排泌并储存在胆囊，进食时胆囊会自动收缩，通过胆囊管和胆总管把胆汁排泄到小

肠，以帮助食物消化、吸收。如果胆管发生堵塞，胆汁自然不能外排，并蓄积在血液里，于是出现黄疸。黄疸既可以是肝脏本身的病变，也可以是肝外病变，还可能由溶血导致，但只要出现黄疸，就要认真对待，查明原因，积极治疗。

4. 造血、储血和调节循环血量的功能

新生儿的肝脏有造血功能，长大后不再造血，但由于血液通过门静脉和肝动脉流入肝脏，同时经过肝静脉流出肝脏，因此肝脏的血流量很大，血容量相应地也很大。如此说来，肝脏就像一个仓库，在需要时可以供出一部分血液来，为其他器官所用，比如一个人发生消化道大出血，血液容量急剧下降，心、脑、肾经受不住缺血，肝脏就可以及时帮一些忙。

5. 免疫防御功能

肝脏里有一种数量不少的细胞，叫作库普弗细胞，它既是肝脏的卫士，也是全身的保护神，因为入血的外来分子，尤其是颗粒性的抗原物质，如有机会经过肝脏，那么就会被这种细胞吞噬、消化，或者经过初步处理后交给其他免疫细胞进一步清除。另外，肝脏里的淋巴细胞也有很高含量，尤其是在有炎症反应时，血液或其他淋巴组织里的淋巴细胞会很快"赶"到肝脏，解决炎症的问题。

6. 肝脏再生功能

肝脏的再生功能实际上是一种代偿性增生，是肝脏对受到损伤的细胞修复和代偿反应，其再生功能极强，切除70%~80%肝脏的动物，经过4~8周修复，剩余的肝脏最终能再生至原来的肝脏重量。

二、肝脏功能减退或肝脏发生癌变的原因

事实上，肝损伤人群数量之所以迅速膨胀，是因为当下无论是整体环境还是人们的生活方式都对肝脏的健康极为不利。肝损伤致病因广泛存在，无孔不入，令人防不胜防。那么，造成人体肝损伤的主要病因有哪些呢？

1. 饮酒过多

长期或间断性大量饮酒可引起肝损伤。饮酒量越大、持续时间越长，其后果越严重。酒精会直接毒害肝细胞，影响其结构及功能。现实中，的确有不少人就是因为饮酒过度才患上酒精性肝炎、脂肪肝的，致使肝脏受损。

2. 熬夜过劳

工作繁忙，经常熬夜，睡眠不足，疲劳过度，会引起肝脏血流相对不足，影响肝脏细胞的营养滋润，使机体抵抗力下降，

致使已受损的肝细胞难以修复并加剧恶化。

3.环境污染

生活环境恶化严重，空气中充满工业废气、汽车尾气。长时间处于这样的环境，各种各样的化学毒物进入人体，难免会损伤肝脏。

三、肝脏功能减退后对人体造成的影响

在我国，化学性肝损伤患病人数最广。其中，比例最高的是酒精肝与脂肪肝。

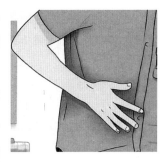

酒精肝：已成为现代社会不容忽视的隐形杀手。长期大量饮酒会使肝脏损伤，引发酒精肝。根据国内临床标准，日饮酒精量超过 40 克（约为 100 毫升的 50 度白酒所含的酒精量）连续 5 年以上，会导致肝脏受损，引发酒精肝、酒精性脂肪肝及酒精性肝硬化等。

脂肪肝：多见于肥胖者、过量饮酒者、高脂饮食者、少动者、慢性肝病患者及中老年内分泌患者。其中肥胖、过量饮酒、糖尿病是脂肪肝的三大主要病因。因此，建议脂肪肝高危人群要有自我保健意识，应定期做肝脏 B 超等影像学检查以争取及早发现，及早治疗。肝损伤若任其恶化发展，会转变为肝硬化，

甚至恶化为肝癌，最终无法挽救。

四、药物、手术以外的恢复方法

第一，控制饮酒量，尽量饮用低度酒或不含酒精的饮料。

第二，及时补充高蛋白、高纤维素的饮食，尤其应补充 B 族维生素、维生素 A、维生素 C、维生素 K 及叶酸等。喝酒过多之所以会导致肝脏损伤，多是由体内缺乏 B 族维生素所致。充足的 B 族维生素补给，可有效治疗酒精性肝炎和脂肪肝等肝脏疾病。因此，肝脏已出现问题和已感到酒精危害的人群，应尽量多地摄取 B 族维生素。

第三，调整饮食结构。提倡高蛋白质、高维生素、低糖、低脂肪饮食。不吃或少吃动物性脂肪、甜食。多吃青菜、水果和富含纤维素的食物，以及瘦肉、河鱼、豆制品等。不吃零食，睡前不加餐。

第四，更重要的是要及时补充一些人体不可或缺的物质，如微生态活菌、矿物质等有利于维持肝脏健康的微量元素。

微生态活菌：可以通过调节肠道菌群，抑制革兰氏阴性菌繁殖，降低肠源性内毒素水平，有助于肝脏排毒，从而降低血氨，缓解疲劳。此外，还可促进肠道有益菌增殖，改善肠功能紊乱等亚健康状况。

矿物质：可维持身体组织器官与脏器的代谢，有助于身体健康。假如身体缺铁，身体活动会受到威胁。缺乏钾和钠会患上高血压和动脉硬化症。

第五，补硒养肝护肝。硒被称为重要的"护肝因子"，补硒能让肝脏中谷胱甘肽过氧化物酶的活性达到正常水平，对养肝护肝起到良好作用，以硒麦芽粉、五味子为主要原料制成的养肝片，具有免疫调节的保健功能，对化学性肝损伤有辅助保护作用，有养肝、保肝、护肝作用。

中医对肝脏的认识

一、肝脏的功能

中医基础理论中讲到肝为"将军之官"，肝脏被喻为将军，说明肝在人体中像将军保卫国家一样，具有抵御外邪、护卫机体的作用，若肝功能失调极易波及他脏引起各种疾病。

肝在体合筋，其华在爪：即肝血充足，筋才得养，运动灵活，耐受疲劳，而且爪甲的荣枯可以反映肝血的盛衰；肝开窍于目：即肝血充足，肝气调和，目才能正常发挥其视物辨色的能力；肝在志为怒：大怒会引起肝气郁结，气机不畅；肝在液为泪：泪液由肝精肝血化生而成。

另外，肝在五行属木，为阴中之阳，与自然界春季之气相通应。

肝的主要生理功能是主疏泄和主藏血两个方面。

1. 肝主疏泄

疏泄是"疏通""舒畅""条达"之意，也就是说，在正常生理状态下，肝气具有疏通、畅达全身气机，进而促进精血津液的运行输布、脾胃之气的升降、胆汁的分泌排泄及情志的舒畅等作用。这一功能具体体现在以下几个方面：

（1）疏通气机

气机即气的升降出入运动。机体的脏腑、经络、器官等活动，全赖于气的升降出入运动。而肝的生理特点又是主升，主动的，所以肝的疏泄功能正常，则气机调畅，升降适宜，气血和调，经络通利，脏腑器官功能正常。

（2）促进血液与津液的运行输布

血液的正常运行与津液的输布代谢依赖于气机的调畅，肝气疏泄，使全身脏腑经络之气的运行畅达有序，气能运血，气行则血行，故肝气疏泄使得血液与津液输布畅达而无瘀滞。

（3）促进女子排卵行经与男子排精

男子精液的贮藏与疏泄是肝、肾二脏之气闭藏与疏泄作用相互协调的结果。肝气的疏泄功能发挥正常，精液才能排泄通畅有度；同样，肝气疏泄功能正常，女子的月经才能按时来潮，经行通畅，卵子也才能够按时排出，故古语有"女子以肝为先天"之说。

（4）调节情志活动

情志活动是指人的情绪、情感变化。肝气的疏泄功能，能调畅气机，因而当肝气疏泄正常，则气血调和，使人心情舒畅，既无亢奋，也无抑郁。

2. 肝主藏血

肝主藏血是指肝脏贮藏血液、调节血量和防止出血的生理功能。

（1）调节血量

当人体处于相对安静状态时，部分血液回肝而藏之，当人体处于活动状态时，则血运送至全身，以供养各组织器官的功能活动，故有"人动则血运于诸经，人静血归于肝脏"的说法。

（2）滋养肝脏本身

肝脏要发挥正常生理功能，其自身需要贮藏充足的血液，用这些血液来滋养本身，即所谓"肝需血养"。

（3）防止出血

血液循经运行需要气的固摄作用，肝气充足时，固摄肝血而不致出血，故曰"肝者，凝血之本"。

二、肝脏功能减退的原因

1. 情志不遂

肝为将军之官，主调畅气机，性喜调达。若长期抑郁忧思，或暴怒伤肝，皆可导致肝失疏泄，气阻络痹，全身气机不畅。

2. 饮食所伤

嗜食肥甘厚味、辛香炙煿之物，或饮酒过度，致使脾失健运，聚生痰湿，痰湿生热，热极生风，终致风火痰热内盛，使肝之疏泄失常。

3. 劳欲过度

烦劳过度则会耗气伤阴，易使肝阳上亢，气血上逆；纵欲过度，耗伤肾水，水不涵木，则阳亢风动，肝气上逆。

4. 感受外邪

外感寒邪、湿热皆可导致肝失疏泄，枢机不利，全身气机不畅。

三、肝脏功能减退后对人体造成的影响

1. 肝的疏泄功能失常

（1）肝气上逆，疏泄太过

这种多是由于暴怒伤肝，或是气郁日久化火所致，常常会出现急躁易怒、失眠头痛、面红目赤、乳房胀痛等。

（2）疏泄失职，肝气郁结

这种则多是由于情志抑郁，郁怒伤肝所致，常见表现有闷闷不乐、悲忧欲哭等。

（3）肝气虚弱，疏泄不及

这种主要是因虚而导致的郁滞表现，例如忧郁胆怯、头晕目眩、困倦乏力等症状。

117

2. 肝的藏血功能失常

第一，肝火亢盛，灼伤脉络，迫血妄行，临床会出现月经过多、吐血、咯血等出血征象。

第二，肝气虚弱，固摄无力，使得血液不能正常运行。

第三，肝阴不足，肝阳偏亢。在中医理论中，阴气主凝，肝阴不足时，血不得凝而出现各种出血不止的征象。

四、药物、手术以外的恢复方法

1. 食疗法

中医认为，"青色入肝"。按中医五行理论，青色的食物可以通达肝气，起到很好的疏肝、解郁、缓解情绪作用，属于帮助肝脏排毒的食物。青色食物能有益肝气循环、代谢，还能消除疲劳、舒缓肝郁，多吃些深色或青色的食物能起到养肝护肝的作用，比如西兰花、菠菜、青苹果，以及青色的橘子或柠檬等。

酸能养肝。五味中，酸与肝脏相对应，因此多吃一些山楂、醋等酸味的食物可以养肝，但是要讲究适度原则，保持五味不偏。

2. 按摩法

对一些特定穴位的按摩保健是中医的重要疗法之一，治疗肝脏疾病可以选择按压肝脏排毒要穴，例如太冲穴、大敦穴及三阴交穴等。用拇指按揉 3～5 分钟，感觉轻微酸胀即可。不要用太大的力气，交替按压两侧。

3. 运动疗法

研究表明，若想要保养肝脏，应选择视野开阔、空气清新的地方进行运动，而运动的项目应选择一些增强耐力和体力的运动，例如慢跑、上下楼梯、踢毽子、游泳等，可每天一次，每次 20～30 分钟，以运动后 20 分钟疲劳感消失为宜。

4. 眼泪排毒法

中医早已有这个认识，认为肝在液为泪，而且也被西方医学所证实，泪液里面确实有一些对身体有害的生化毒素。

五、预防

1. 保持充足的睡眠，劳逸结合

良好的睡眠有助于肝脏的保健，按照子午流注养生法，肝胆在 23 时到凌晨 1 时这一时段开始进行新陈代谢，这时进入梦乡能让肝脏进行自我修复，将不良影响降到最低。

2. 养成良好饮食习惯，注意饮食清淡

过食肥甘厚味易生痰湿，痰湿生热，湿热蕴结肝脏，影响肝脏的正常疏泄，因此，应多吃清淡食物，如小米粥、海带、芹菜、牛奶等。

另外一点就是多饮水，少饮酒。肝脏代谢酒精的能力有限，饮酒多必伤肝。每天喝足 1～1.5L 水，也能帮助肝脏排毒，大大减少代谢产物和毒素对肝脏的损害。

3. 保持好心情

保持肝脏强健，还要学会抑制情绪，尽力做到心平气和、乐观开朗、无忧无虑，以使肝气正常升发、顺调。吃完饭后静坐 10 ~ 30 分钟再运动，能保证肝脏代谢正常。养肝最忌发怒，要保持情绪稳定，调整心态，释放压力，适量运动，多与人交流。

4. 多给肝脏一些"绿色"

许多研究发现，绿色有利于减轻肝病患者的心理紧张和对疾病的恐惧感。户外绿色的树荫草坪、风平浪静的湖水及幽雅的绿色环境，都能促进肝病患者康复。在办公桌上摆放一盆绿色植物，装修时选择淡雅的墙面颜色，甚至多穿淡绿色的衣服，都有助于养肝。

5. 肝气与自然界春气相通应，养肝重在春季

中医经典告诉我们，春季的三个月，是万物生长发育、推陈出新的季节，自然界充满着一片新生的景象，万物欣欣向荣，是最适合养肝的。

肝功能检查

肝生理功能复杂，肝功能检查种类繁多，医生常选择几种

有代表性的项目了解肝功能，如蛋白质代谢功能（血清蛋白电泳、A/G 比率）、胆红素代谢功能（包括血清总胆红素和直接胆红素、尿胆原和尿胆红素）、肝染料排泄试验及血清酶检查。肝功能检查的敏感程度有一定限度，且肝代偿储备能力很强，检查指标正常者不一定没有肝病；检查中有些指标缺乏特异性，异常者也不一定就患肝病；血清酶活性是估计肝细胞完整性的重要评判标准。总之，肝功能检查仅作为诊断肝胆系统疾病的一种辅助手段。

当临床怀疑肝炎或已确诊为急性肝炎，需进一步了解病变的程度时，可检测丙氨酸氨基转移酶（ALT）、胆红素和肝炎病毒标志。如为慢性肝炎，除以上试验外还可检测 A/G 比值、肝纤维化相关标志，必要时做血清蛋白电泳分析。如无黄疸，且其他肝功能正常而不能排除轻度肝损害，可检测碱性磷酸酶（ALP）。对原发性肝癌，除一般肝功能试验外，可进行用甲胎蛋白（AFP）、Y-GT 同工酶、ALP 同工酶等测定以帮助临床诊断。大手术前一般检查血清 ALT，必要时检测血浆凝血酶原时间等。肝凝血功能的检测指标，肝病患者的凝血因子合成均减少，临床可出现牙龈、鼻黏膜出血，皮肤瘀斑，严重者可出现消化道出血。

第三节　减脾脏负担

西医对脾脏的认识

　　脾脏是机体最大的免疫器官，占全身淋巴组织总量的25%，含有大量的淋巴细胞和巨噬细胞，是机体细胞免疫和体液免疫的中心。位于左季肋区后外方肋弓深处，与9～11肋相对，长轴与第10肋一致。膈面与膈肌和左肋膈窦相邻，前方有胃，后

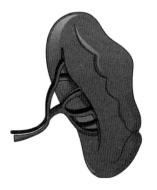

方与左肾、左肾上腺毗邻，下端与结肠脾沟相邻，质地柔软，成年人的脾长10～12厘米，宽6～8厘米，厚3～4厘米，重110～200克，大致有巴掌那么大，脾脏为腹膜内位器官，由胃脾韧带、脾肾韧带、膈脾韧带和脾结肠韧带与邻近器官相连。在正常状态下一般摸不到脾脏，如果仰卧或右侧卧位能触摸到脾脏边缘，说明脾肿大。副脾是指正常脾脏以外，与正常脾脏结构相似、功能相同的组织，出现率为15%～40%。位置、数目、大小均不恒定，多位于脾门、脾蒂、大网膜等处，少数位

于脾结肠韧带、胰尾、肠系膜、左侧卵巢等处。

一、脾脏的功能

脾脏是人体最大的周围淋巴样器官，通过多种机制发挥抗肿瘤作用。脾脏切除导致细胞免疫和体液免疫功能的紊乱，影响肿瘤的发生和发展。脾脏具有造血和血液过滤功能，也是淋巴细胞迁移和接受抗原刺激后发生免疫应答、产生免疫效应分子的重要场所。如果脾脏被外科手术切除（脾切除术），机体将丧失一些产生保护性抗体和从血液中清除不需要的细菌的能力。结果导致机体防御感染的能力下降。不久之后，其他脏器（最先是肝脏）增强它们防御感染的能力以代偿这种缺失，于是增加的感染风险不会太持久。

1. 滤血

脾内滤血的主要部位是脾索和边缘区，此处含大量巨噬细胞，可吞噬清除血液中的病原体和衰老的血细胞、抗原和异物。当脾肿大或功能亢进时，红细胞破坏过多，可引起贫血。脾切除后，血内的异形衰老红细胞大量增多。

2. 免疫

侵入血内的病原体，如细菌、疟原虫和血吸虫等，可引起脾内发生免疫应答，脾的体积和内部结构也发生变化。体液免疫应答时，淋巴小结增多、增大，脾索内浆细胞增多；细胞免疫应答时则脉周围淋巴鞘显著增厚。脾内的淋巴细胞中 T 细胞占 40%，B 细胞占 55%，还有一些 K 细胞和 NK 细胞等。

3. 造血

胚胎早期的脾有造血功能，但自骨髓开始造血后，脾渐变为一种淋巴器官，在抗原刺激下能产生大量淋巴细胞和浆细胞。但脾内仍含有少量造血干细胞，当机体严重缺血或某些病理状态下，脾可以恢复造血功能。

4. 储血

脾的储血能力较小，约 40 毫升，主要储于血窦内。脾肿大时其储血量也增大。当人体休息、安静时，它贮存血液，当处于运动、失血、缺氧等应激状态时，血窦平滑肌收缩，可将所储的血排入血循环中，以增加血容量，脾随即缩小。

二、脾脏怎么预警

皮肤不紧致，胸部不坚挺只是地心引力在作祟吗？成天缺乏运动，总待在办公室的你经常感到全身肌肉没劲儿、酸痛，这完全是工作环境不适导致的吗？食欲减退、食后腹胀、拉肚子，难道只是吃了不干净的东西？提不起精神，趴在桌子上一会儿，睡醒之后发现，口水把衣服浸湿了一大片，果真是工作太累吗？其实这是你的脾在闹别扭。你的脾脏健康吗？测测就知道。做完这8道简单的测试题，你就能知道，你的脾脏是不是在"怠工"或者准备"罢工"！

1. 不管是晚上还是白天，一觉醒来，你的嘴角总流口水。

2. 肚脐特别容易着凉，一着凉就拉肚子。

3. 腹胀，肚子里面老有气，要排个气才舒服！

4. 总是像吹了气似的，浑身上下都肿着！

5. 什么都没干也觉得累，全身没力气。

6. 胃口不佳，吃什么都不香，根本就没有吃东西的欲望。

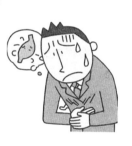

7. 正是亭亭玉立的年纪，但皮肤变得松弛。

8. 大便不成形，如厕后，便池老冲不干净。

如果以上问题有5条你会"点头"，那么你就要关心你的脾脏，它正在"消极怠工"，跟你这个"领导"叫板呢，你要反省自己是不是"用工过度"了！

三、预防

养成好"脾"气——脾脏排毒法

中医养五脏六腑总结起来只有12个字"好好吃饭，好好睡觉，多做运动"，其实就是吃、住、行（运动）。养脾，这

12 字也适合。这 12 个字看似简单，但很多人不一定做得到。

1. 食补养脾

不吃贵的，只吃对的。假如你的脾罢工，你该怎么安抚它呢？用饮食"贿赂"吧！给它能够产生能量的食物吧！以达到健脾开胃的目的！你可以给它吃各种各样的美味食物，如粳米、糯米、锅巴、番薯、薏苡仁、白扁豆、牛肉、鲫鱼、鲈鱼、大枣、莲子肉、花生、栗子、藕、香菇、高粱、玉米……你要使出"十八般武艺"，把这些做得色香味俱全，饱餐之后，脾绝对不会再跟你发脾气。

吃酸助脾脏排毒。例如乌梅、醋，这是用来化解食物中毒素的最佳食品，可以增强肠胃的消化功能，使食物中的毒素在最短的时间内排出体外。同时酸味食物还具有健脾的功效，可以很好地起到"抗毒"的功效。

2. 运动健脾

"左三圈右三圈，脖子扭扭，屁股扭扭，早睡早起，咱们来做运动……"运动是万能的方法！依靠适当的运动来帮助我们的"脾气"活动起来，这样就可以增强脾的运化功能。可用仰卧起坐的方法，在每天起床和入睡前做 20～40 次仰卧起坐。也可以用"摩腹功"按摩，即仰卧于床，以脐为中心，顺时针用手掌旋转按摩约 20 次。这小小的运动，对调动"脾气"可是有很强大的作用呢！

餐后是最容易产生毒素的时刻，食物如果不能及时被消化或吸收，毒素就会积累很多。应该饭后走一走，运动可以促进脾胃消化，加快毒素排出的速度，不过需要长期坚持，效果才会好。

3. 刺激脾经，两种手法任你挑——按摩小腿

从中医角度来看，一般脾胃功能强的人，站立时脚趾抓地也很牢固，因此，如果你脾胃功能不好，不妨锻炼锻炼脚趾。站立或坐姿，双脚放平，紧紧地贴着地面，脚趾练习抓地和放松，相互交替，这样能对小腿上的脾经起到很好的紧松刺激作用。

按摩小腿也是一个很好的养脾方法。小腿集中了脾胃经的不少穴位，比如足三里、阴陵泉。将小腿从上到下依次按摩，力度以能够承受为宜，按后觉得舒服就行，不要在过饱和过饿时按摩，努力坚持每天睡前按摩三次！按压脾脏要穴商丘穴，位置在内踝前下方的凹陷中，操作方法是用手指按揉该穴位，保持酸重感即可，每次3分钟左右，两脚交替进行。

4. 食盐温脾，时尚又健康

这是一种时髦而健康的温脾方法，在中医上，盐分可调体内元气，并且有驱寒的作用。在厚厚的纱布袋内装上炒热的食

盐 100 克，置于脐上三横指处。或者也可以用肉桂粉 3 克、荜茇粉 10 克、高良姜粉 10 克，装入袋内，夜间放在脐上。这两种方法都可以达到养脾的作用。

5. 让"脾气"随音乐舞动

"脾在志为思"，思虑少了，脾才会舒服，脾舒服了，人也就轻松。工作累了，生活乏了，你是否觉得无聊？放点自己喜欢的舒缓的音乐，窝在沙发里、躺在床上，随意听着，这个时候疲劳是不是消失了？心情是不是舒畅了？音乐养生古已有之，或振奋，或安静，或细水长流，或热情似火，它能够放松身体细胞，促进脾胃功能。早餐前，你可以听一首激昂的曲子；中餐时，你可以听舒缓、让人心胸开阔的音乐；晚餐时，就来一首轻松的轻音乐吧。当然，自主权在你的手里，只要让你的"脾气"随着音乐舞动就行了。

四、减轻脾脏负担，牢记忌讳

忌养脾无常。即养脾不单单只是秋冬的事情，而应该是像吃饭喝水一样每天都去做。

忌冷。要养脾，就不能喝太多的饮料，特别是冰饮料，即便是凉的瓜果，也不能多吃，过凉伤脾。

忌甜。我们提倡甜健脾，但过甜则伤脾，甜要有个度。

忌多。现代人都有很多应酬，于公陪客户、领导，于私陪亲朋好友，常常在应酬中胡吃海喝，一顿吃平时两三顿的量，下顿干脆不吃。于是就形成饮食不规律、暴饮暴食、喝酒过度的习惯。暴饮暴食最容易伤脾胃，所以吃任何东西都应该七八分饱。

中医对脾脏的认识

一、脾脏的功能

脾在中医理论中被称为"仓廪之官"，仓廪即为贮藏谷物的仓库，这一比喻形象地概括了脾主运化水谷精微，为人身气血生化之源的生理功能。

脾在体合肉，主四肢：即肌肉的壮实与否与脾的运化功能密切相关。脾开窍于口，其华在唇：也就是说人的食欲、口味等都与脾气的运化功能密切相关，并且口唇的色泽可以反映脾气的盛衰。脾在志为思：即脾的生理机能与思虑活动密切相关；脾在液为涎：即唾液中较清稀的部分都由脾精、脾气化生输布。

另外，脾在五行属土，为阴中之至阴，在自然界中与长夏（夏至－处暑）之气相通应。

脾的主要生理功能有二：一是脾主运化，二是脾主统血。

1. 主运化

脾主运化，是指脾具有把饮食水谷转化为水谷精微和津液，并把水谷精微和津液吸收、转输到全身各脏腑的生理机能。脾主运化包括运化食物和运化水液两个方面。

（1）运化食物

运化食物是指脾气促进食物的消化和吸收，并转输其精微的功能。食物的消化虽在胃和小肠中进行，但必须经脾气的推动、激发作用，食物才能被消化。由胃进入小肠的食糜，经脾气的作用进一步消化后，则分为清、浊两部分。其精微部分，经脾气的激发作用由小肠吸收，再由脾气的转输作用输送到其他四脏，分别化为精、气、血、津液，内养五脏六腑，外养四肢百骸，皮毛筋肉。

（2）运化水液

运化水液是指脾气促进水精的生成和吸收，并转输水液，以调节水液代谢的功能。脾气运化水液的功能主要表现为两个方面：一是将胃、小肠、大肠消化、吸收的水液，即水精，经脾气的转输作用上输于肺，再由肺气的宣发肃降运动输布于全身。二是在水液的代谢过程，脾居中焦，在水液的升降输布运动中发挥着枢转作用，使之上行下达，畅通无阻，从而维持水液代谢的平衡。

2. 主统血

脾主统血，是指脾气具有统摄、控制血液在脉中正常运行而不溢出脉外的功能。脾气健运，则一身之气必然充足，气足才能摄血，血才能循脉运行而不溢出脉外，这种生理状态称作"脾能统血"。

二、脾脏功能减退的原因

导致脾脏功能减退的原因有很多，日常生活习惯的健康与否与脾脏的健康息息相关：

1. 饮食不节

暴饮暴食，导致饮食停滞，影响脾的运化功能；好食生冷，导致寒湿内阻，中阳受损，损伤脾胃；过食肥甘厚腻或辛辣之物，导致湿热内盛，蕴蓄脾胃。

2. 情志失调

脾主思，思虑过度损伤脾脏，导致气机郁滞，升降失常，运化失职；忧郁恼怒，精神紧张，容易导致肝气郁结，木郁不达，则会横逆犯脾，使脾之运化失常。

3. 外邪侵袭

感受寒暑湿热之邪，尤以湿邪为主，均会导致脾失运化，脾脏喜燥恶湿，湿邪易困脾土，导致脾胃升降失司，运化失常，清浊不分。

4. 先天禀赋不足

由于先天不足，禀赋虚弱，或平素脾胃虚弱，导致脾胃不能正常发挥运化功能，水谷不化。

5. 久病劳倦

久病失治，或劳倦太过，或吐下之后，伤及脾气，即成脾气虚弱之证，水谷不化，积谷为滞，湿滞内生。

三、脾脏功能减退对人体造成的影响

当脾脏功能减退时，会对机体产生许多不良影响，致使人们出现一系列临床症状。中医经典有述："百病皆由脾胃衰而生也。"

脾脏运化食物功能减退称为脾失健运，这时必然会影响食物的消化、吸收和水谷精微的吸收输布而出现一系列的临床症状，例如食欲不振、腹胀、便溏，还有精神倦怠、消瘦等气血化生不足的病变表现。

中医古籍中已经指出"诸湿肿满，皆属于脾"。脾脏运化水液功能失常时，必然导致水液在体内停聚，从而产生痰湿水饮等病理产物，甚至严重时会出现水肿。

中医认为，五脏六腑之血，全赖脾气统摄，当脾气虚弱，气生无源，气衰而固摄作用减退时，血液失去统摄而导致出血，例如尿血、便血、崩漏等。脾不统血由气虚所致，属于虚性出血，一般出血色淡质稀，且会伴有一系列气虚症状。

四、药物、手术以外的恢复方法

1. 食疗法

老百姓常说药疗不如食补，食补既方便，又便于坚持，从而使疗效持久，况且保养脾脏的最好方法就是饮食调养，以下7种食物都是健脾能手：①马铃薯能补气健脾，适宜脾虚、食欲差、消化不良者食用。②红薯能补脾益气，宜于脾胃虚弱、形瘦乏力者食用。③香菇能补益胃气，宜于脾胃虚弱、食欲不振、神疲乏力者食用。④栗子能补脾健胃，补肾强筋，宜于脾虚食少、反胃、泄泻者食用。⑤红枣为脾之果，能补脾胃、益气血，脾气虚弱，气血不足之人，最宜食用。⑥鸡肉补中益气，宜于脾胃虚弱，食欲不振者食用。⑦蜂蜜能补脾缓急，清肺止咳，润肠通便，宜于脾胃虚弱、肠燥便秘者食用。

两款健脾药膳：①选用莲子、银耳、百合、白扁豆、薏苡仁、山药与糯米煮粥服食。②红薯栗子排骨汤：红薯性平，味甘，补脾益气。古籍记载："红薯补中，暖胃，肥五脏。"天寒食用，正气养胃，化食去积，兼可清肠减肥。

2.针灸疗法

针灸调理脾胃，选取脾经、胃经的穴位进行针刺，结合艾灸温补脾阳，加强脾胃的运化功能，例如足三里、天枢、中脘等穴。

3.要健脾养胃，先养心情

脾主思，古代先贤对于脾胃病的治疗多看重"调节情绪"。这在一定程度上说明情绪对脾胃具有重要影响，所以要养脾胃，先养心情，要尽可能保持心情舒畅。

4.运动疗法

脾病常常以脾气虚弱多见，因此脾胃不好的人可以常做一些类似太极、八段锦、五禽戏、扇舞及各式各样的养生功法等具有中医养气功能的运动，此外，像慢跑、广播体操、打桌球、广场舞、交谊舞等项目也是不错的选择。

5.温脾疗法

夏天，很多人贪食冷食，容易造成脾胃积冷，引起消化不良，可采用热敷法。取食盐100克，上火炒热，装入较厚的布袋中，放在腹部，即可温脾散寒，消止腹痛。

五、预防

1. 饮食规律

饮食宜清淡，忌食生冷、油腻、辛辣食物，避免饥饱无常，平时多吃易消化的食物，注意养护脾胃。

2. 注意寒温适宜

避免外邪侵袭。脾脏喜燥恶湿，平时尤其要避免冒雨涉水，或湿衣久穿不脱，以免湿邪外侵，困遏脾土。

3. 保持心情舒畅

避免忧思过度，避免暴怒或过喜等不良情志刺激，加强身体锻炼，增强体质，改善胃肠功能。

4. 保养脾精、脾气

脾气与自然界长夏之气相通应，注意在这一季节保养脾精、脾气。另外按照中医的子午流注养生法，巳时（9:00—11:00）足太阴脾经最旺，这一时段脾经气血最为旺盛，中医认为脾主运化，如果这一时段保养脾脏，增强脾的运化功能的话，就可以顺利地进行消化和吸收。

脾脏检查

超声几乎可以用于检查所有发生在脾脏的疾病，包括脾肿大、脾囊肿、脾下垂、脾组织植入等。正常脾脏的超声表现：脾脏回声较正常肝脏略低，但明显高于肾脏实质回声。脾脏回声随着年龄增长可略增加，但不如胰腺明显。新生儿及儿童肝脏左叶可向左延伸与脾脏接触，此现象在成人中只有在肝左叶增大及脾大的患者中可以见到。

1. 脾肿大的超声表现

脾脏大小、形状不固定，有的长，有的薄，有的短，有的宽。在感染性疾病状态下，判断大小变化会显得很主观，尽管如此，在临床可触诊到之前通过超声可以早期观察到。脾脏在增大时可以向下延伸覆盖肾脏下极，有时甚至延伸至髂窝或腹中线右侧。脾脏长径超过13厘米或下缘超过脾脏下极可认定为脾脏增大，特别是在前后径增大超过4厘米的情况下。

2. 脾下垂的超声表现

脾脏下垂的声像图特点为脾脏超声测值在正常范围内，甚至属于正常低限，脾的上界位置可以很低，脾脏的下缘超出左侧肋缘线，在肋缘下易于观察到，脾脏下垂与脾脏肿大同时存在时，提示脾肿大即可，除非位置过低。

3.脾脏转移瘤的超声表现

①来自肝脏的显示为强回声，边界清，不规则，内部回声不均匀；②低回声为来自胰尾癌直接浸润，形态不规则，脾包膜不完整；③来自卵巢的以低回声为主的混合性肿物，边缘尚清晰，形态不规则，内部回声欠均匀。彩色多普勒超声可测出瘤体内及周边少量血流信号。

附　减胃负担

西医对胃的认识

一、胃的基本功能

胃是消化管最膨大的部分，具有暂时贮存和初步消化食物的功能。成人胃的容量为1～2升。食物在胃内经过机械性和化学性消化，形成食糜，然后被逐步排入十二指肠。

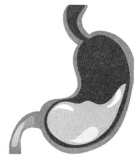

胃液是由胃腺分泌的一种无色、酸

性液体，其主要生理作用有：①激活胃蛋白酶原使之成为胃蛋白酶，并提供胃蛋白酶作用适宜的酸性环境；②使食物中的蛋白质变性而易于消化；③抑制和杀灭进入胃内的细菌；④进入小肠可促进胰液、胆汁和小肠液的分泌；⑤提供酸性环境，有助于小肠对铁和钙的吸收。胃酸分泌过少时，会出现消化不良和胃内细菌的生长繁殖，但分泌过多则对胃和十二指肠黏膜有侵蚀作用，是消化性溃疡发病的原因之一。胃液中还有胃蛋白酶原、黏液、内因子共同作用，既保护胃黏膜免受 H^+ 和胃蛋白酶的侵蚀，也保护并促进营养物质的吸收。

胃的运动能完成对胃内食物的机械性消化和促进胃内容物的排空。胃排空速度受食物的性状和成分的影响，液体食物排空要快于固体食物，小颗粒食物要快于大块食物。在人体供能的三种营养物质中，糖类排空最快，蛋白质次之，脂类排空最慢。一般混合性食物在胃内完全排空需要 4～6 小时。

1. 促进胃排空的因素

食物进入胃后，引起胃的扩张，刺激胃内感受器，通过神经反射加强胃的运动，使胃内压升高，促进胃排空。一般来说，胃排空的速率与胃内食物量的平方根成正比。此外，食物的扩张刺激和消化产物，还可引起促胃液素的释放，通过体液途径加快胃排空。

2. 抑制胃排空的因素

①食糜进入十二指肠后，食糜中的胃酸、脂肪、蛋白质消化产物、高渗溶液及机械性扩张可刺激十二指肠壁相应的感受器，反射性地抑制胃运动，使胃排空减慢，称为肠－胃反射。②食糜中的胃酸和脂肪刺激促胰液素、抑胃肽等激素的释放，抑制胃的运动，降低胃排空速度，这些激素称为肠抑胃素。

二、胃功能减退的原因

1. 幽门螺杆菌感染

幽门螺杆菌感染是胃损伤最常见的病因之一，幽门螺杆菌是一种螺旋形革兰氏阴性菌，它能够牢固地扎根于胃黏膜并繁衍生殖，可对人的胃部组织造成不同程度的损伤，如减弱胃内正常的消化作用、导致胃黏膜细胞损伤、产生炎症反应等。

2. 饮酒、饮食不规律、营养缺乏

长期饮酒是青中年胃损伤最常见的病因，酒精对胃黏膜有直接损伤作用，可导致胃黏膜糜烂、溃疡、出血；饮食、作息不规律，暴饮暴食，晚上摄入过多食物，节食减肥，或长期摄入过多的辛辣刺激食物，都会造成胃损伤。常见于中青年人，或因工作、学习无法规律进食的患者；厌食症患者、体弱多病

进食较差的患者，因营养素长期缺乏，可能导致胃黏膜修复再生功能障碍、黏膜萎缩。

3. 使用造成胃损伤的药物

造成胃损伤最常见的药物有非甾体抗炎药，如阿司匹林、对乙酰氨基酚等。此类药物在发挥自身功效的同时，会抑制胃黏膜的修复，对胃黏膜造成损伤。

4. 患者处于应激状态或吞吃异物

患者处于精神紧张、严重创伤、手术等应激状态，或误吞异物、放置鼻胃管、做胃镜下止血、剧烈干呕或呕吐等时，可导致胃黏膜微循环障碍、供血减少、缺氧，从而造成胃损伤。

5. 十二指肠 – 胃反流

当胃肠蠕动异常、幽门括约肌功能不全、胃肠手术改变原有解剖结构时，会导致十二指肠内容物反流入胃，破坏胃内正常环境，造成黏膜慢性炎症。

6. 急性外伤

锐性器械造成的开放性胃损伤，受伤后呈持续性钝痛、绞痛，若发生穿孔时，则腹痛很快向上腹部蔓延；急性损伤造成胃壁破裂，胃内容物进入腹腔，会引起腹膜刺激征。

三、胃功能减退的表现

1.急性胃炎

急性胃炎起病急骤，常伴有剧烈的上腹疼痛，或不适、嗳气、恶心、呕吐，部分病例合并肠炎、腹泻，甚则上消化道出血。严重时可有发热、脱水、电解质紊乱、酸中毒和休克。当急性胃炎病变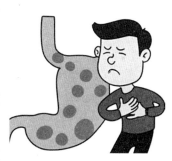去除后，炎症消退，损伤的组织可很快得到修复。因此，急性胃炎很少进行病理检查。病变较严重者可波及胃壁各层，甚至并发胃穿孔。若既往有慢性胃炎而急性发作的患者，临床病程一般持续时间较长。

2.慢性胃炎

慢性胃炎的病因及发病原理尚不十分清楚，根据试验与临床观察，其多与某些慢性刺激（如长期服用对胃有刺激的食物与药物、不良的饮食习惯、细菌及其毒素对胃黏膜的长期刺激）、免疫因素、胆汁反流及长期蛋白质与B族维生素摄入不足等使胃黏膜缺乏营养有关。在慢性胃炎中最常见的是慢性浅表性胃炎、萎缩性胃炎和肥厚性胃炎三种。

3. 胃溃疡

胃溃疡多位于胃小弯近幽门部，十二指肠溃疡多位于十二指肠球部。溃疡通常为单个，偶见有 2~3 个者。溃疡底部及边缘的小动脉因炎性刺激常发生增生性动脉内膜炎，管壁显著增厚，管腔狭窄或有血栓形成。这种血管变化可引起局部血液循环障碍，妨碍组织的再生，使溃疡不易愈合，但却可防止溃疡底部的局部血管破裂出血。胃溃疡可进一步发展为幽门狭窄、溃疡穿孔、出血及癌变，癌变率为 5%~10%，癌变多发生在中年以上的长期溃疡病患者中。

4. 胃癌

胃癌是消化道最常见的恶性肿瘤之一。在恶性肿瘤中占第三位，在消化系统恶性肿瘤中居首位。早期胃癌在 1~2 年内可无症状或仅有轻度不适。早期胃癌患者一般无明确的阳性体征。但可见上腹部不适或疼痛，常有进餐后饱胀，胃部不适或疼痛，饮食不香，食欲减退等。有以下症状时应特别警惕早期胃癌的发生：①40 岁以上，经常出现消化不良，而且症状顽固。②食欲不振，特别厌食肉类，食后腹满、腹胀。③精神不振，乏力并伴有体重下降。④以往无胃痛史，近期出现不明原因的上腹部不适和疼痛，经过治疗无明显效果。⑤既往有胃溃疡病史，但疼痛规律发生改变，疼痛加重，发作间歇缩短。

⑥大便隐血试验持续阳性，出现贫血、低热。

四、药物、手术以外的恢复方法

面对各种美食的诱惑，是餐餐饱食，还是适度进食？面对花样繁多的娱乐活动的诱惑，是忘我地投入，还是理智地参与？如何选择，涉及我们不能离弃的亲密伙伴——胃的健康。

1. 合理膳食

每天均衡摄入食物，防止与营养过剩有关的慢性病。禁止暴饮暴食和酗酒。无论是亲友热情相劝，还是客户强逼，都要严格控制酒食，以免乐极生悲。不吃或少吃生冷食物，凉拌菜必须清洗干净，灭菌消毒，现做现吃。不吃腐败及被污染食物，不吃变味变馊的食物，不吃小贩推销的便宜食品。这类食品，往往是造成疾病的罪魁祸首。

2. 晚饭少吃

俗语说得好："晚饭少吃口，活到九十九。"很多古今中外的长寿老人，都有个统一的长寿秘诀，就是节制饮食，晚餐不吃过饱。此外，晚餐吃过多过饱，会增加胃肠负担，造成胃肠疾病，有胃肠疾病的人，胃肠疾病会加重，并不利于痊愈。胃肠患者消化能力低下，长期营养不良，免疫力减弱，多种疾病随之而来，人的寿命会大大缩短。

3. 控制脂肪摄入

需要根据自己的年龄、体质、工种、所患疾病、居住气候环境等情况来定。若年龄在 40 岁以上，身体较肥胖，患有高血压、高脂血症、脂肪肝、肝胆胃肠疾病等，均应少摄入油脂。

4. 保持心情舒畅

胃肠道极易受不良情绪的干扰，不良情绪可能使胃失去动力，影响消化功能。给自己放假，使自己放松，心情舒畅可促进消化液的分泌，有利于胃肠对食物的消化、吸收，减少胃肠疾病。

5. 多消食、运动

运动是人类赖以生存的最基本的生理活动。生命在于运动，健康在于锻炼。运动能促进胃肠蠕动、腺体分泌，有利于食物的消化和吸收，增强人体的消化能力，从而增强免疫力，身体也会变得更加强壮，人就不容易生病。已患胃病的人适当运动，胃病也易于康复。

中医对胃肠的认识

一、胃肠的功能

胃为仓廪之官，在体合肉，其华在唇，开窍于口，在志为思，在液为涎，与脾互为表里，在五行属土，与自然界长夏之气相通应。小肠为受盛之官，在体合脉，其华在面，开窍于舌，在志为喜，在液为汗，与心互为表里，在五行属火，与自然界夏季之气相通应。大肠为传导之官，在体合皮，其华在毛，开窍于鼻，在志为悲，在液为涕，与肺互为表里，在五行属金，与自然界秋季之气相通应。其生理功能：

1. 胃主受纳、腐熟水谷

人体摄入饮食水谷由食管下传到胃，由胃容纳并将其进行初步的消化变成食糜，随后下传至小肠。故也称胃为"水谷之海""太仓"。又由脾胃共同作用将饮食物化生为精、气、血、津液，提供全身脏腑、经络、四肢百骸、筋肉及皮毛等组织的营养所需。因此，又将脾胃合称为"后天之本""气血化生之源"，将脾胃功能统称为"胃气"。

2. 胃主通降

胃气以通降为顺，饮食物进入胃，腐熟后的食糜下传到小肠被进一步消化、吸收，浊者下传大肠，化为糟粕排出体外，整个过程都是通过胃的"通降"作用来完成的。

3. 小肠主受盛化物、泌别清浊

受盛化物是指小肠接受由胃初步消化的饮食物，将其盛放一段时间以进一步消化、吸收，在此将饮食水谷化为可以供机体利用的营养物质。而泌别清浊则是指小肠将饮食物进一步消化、吸收的同时，将水谷精微和代谢产物分别开，即将食物中的精微部分再吸收后通过脾输布于全身，残渣、糟粕下输大肠和膀胱形成粪便和尿液。

4. 大肠主传导糟粕、吸收津液

大肠接受小肠下传的饮食物的残渣，将其中的部分水液重新再吸收，随后将残渣糟粕形成粪便，经肛门排出体外。

二、胃肠功能减退的原因

1. 体虚劳倦

先天禀赋不足、脾胃素虚，或年老脾胃虚弱，或长期劳累、思虑过度，或久病所伤，均可损伤脾胃，引起脾胃功能紊乱。

2. 饮食所伤

饮食过少，气血化生乏源；饮食过饱，壅滞肠胃，使胃的运化、腐熟功能受阻；嗜食生冷、肥甘厚味、烟酒等阻遏脾胃阳气或聚生痰湿，影响脾胃功能。

3. 情志内伤

情志抑郁，情绪紧张易引起肝气郁结、疏泄无力；恼怒过度、肝气过盛、疏泄过度，均能导致脾胃功能的损伤，使中焦升降失调，造成胃肠功能的紊乱。

4. 外邪侵袭

外感寒、热、暑、湿之邪，均客于胃肠之间，损伤胃肠功能，造成机体功能失调。

5. 药物损伤

长期滥用药物或服药不规律，可影响胃的消化、吸收，导致脾胃功能损伤。

以上诸因导致胃肠纳运失司，升降失调，大肠传导功能失常。

三、胃肠功能减退后对人体造成的影响

胃受纳、腐熟功能减退，则饮食物纳入之后不能正常进行消化、吸收，可出现胃脘胀痛、纳呆厌食、嗳腐吞酸、恶心呕吐等；胃气大伤，则可能

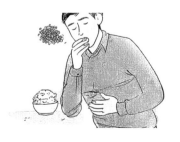

出现进食困难、食入即吐等症，多预后不良，严重者胃气衰败，危及生命。

胃通降功能减退，不仅使食欲下降，而且还可引起浊气上逆而出现口臭、脘腹胀满疼痛、嗳气、呃逆、大便秘结，甚至恶心、呕吐等。

小肠受盛化物的功能减退，则由胃腐熟下传的食糜不能得到进一步的消化、吸收，可出现腹胀、腹痛，或腹泻、便溏；泌别清浊的功能减退，则升降紊乱，清浊不分，出现呕吐、腹胀、泄泻、小便短少等。

大肠传导功能减退，则下传糟粕化为粪便排出障碍，出现大便秘结或泄泻。若湿热蕴结大肠，又可出现腹痛、里急后重、下痢脓血等；吸收津液功能减退，则体内水液代谢失常，出现肠鸣、腹痛、泄泻，或大便秘结不通、皮肤干燥等。

四、药物、手术以外的恢复方法

1. 食疗法

饮食有节：饮食定时定量，有规律，可少食多餐，一日进食 4~5 次。饮食宜选用清淡、无刺激、易消化的新鲜食物，如白菜、萝卜、冬瓜等。但便秘的人宜选用一些粗纤维食物，如芹菜、玉米、糙米等。

顺应时节：春夏养阳，秋冬养阴。春夏是自然界阳气生长旺盛的季节，宜多吃温热有助于升发阳气的食物，如生姜、香菜、韭菜、菠菜等；秋冬是自然界闭藏收敛的季节，宜吃凉润滋养的食物，如百合、黑木耳、蘑菇等。也可多选用时令菜，有助于刺激食欲，帮助消化。

合理搭配饮食：平日烹饪宜多种食物搭配食用，荤素搭配，满足人体所需。色泽搭配，不仅可以刺激食欲，还可以同时调理五脏六腑：红色养心，青色护肝，黄色养脾胃，白色补肺，黑色补肾，可多食用黄色食物，如小米、玉米、红薯等。

忌辛辣、刺激性食物：如辣椒、咖喱、胡椒、咖啡、浓茶、烟酒等。忌吃冷饮和生冷食物：冰激凌、冰沙等。忌吃油腻食物：煎炸食物、汉堡、薯条等。忌暴饮暴食，或饮食无规律。

2. 运动疗法

可选用节奏和缓、强度较小的运动，如散步、慢跑、太极拳，以微微出汗，运动后轻松舒畅、食欲改善为度。平时可练习腹式呼吸，调整气息来促进胃肠运动，有助于消除轻度便秘。游泳可改善血液循环，促进消化、吸收，对预防疾病也有帮助。但饭后不宜运动。

3. 按摩、拔罐、艾灸、刮痧、耳穴疗法

按摩：可以全腹按摩，或者选取关元、气海、足三里等穴位。拔罐：可根据患者的不同病证选

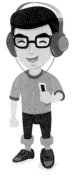

择不同的拔罐治疗穴位、部位。艾灸：根据患者的具体症状，可采用隔姜灸、隔盐灸等不同的艾灸方法，如隔姜灸适用于呕吐、腹痛、泄泻等。刮痧：可刮背部、腹部等部位，如刮腹部适用于消化不良、胃痛、呕吐等。耳穴贴压可调节胃肠功能。

4.心理疗法

参与多种娱乐活动，如听音乐、看戏剧、读诗词、做游戏等，可有效避免心情郁郁寡欢和紧张情绪，有益于调节胃肠功能。

五、预防

第一，劳逸结合，保证充足睡眠，适当参加运动，避免长时间劳作。

第二，饮食宜清淡、无刺激、易消化，少食辛辣、生冷、油腻、刺激性食物，忌暴饮暴食、饮食无规律，尽量避免使用对脾胃有损害的药物。

第三，保持心情舒畅，避免情志抑郁，情绪紧张。

第四，注意保暖，避免风、寒邪气侵袭机体；气温过高时不宜外出时间过久；居室宜经常通风；避免冒雨涉水，或湿衣久穿不脱，以免湿邪外侵。

胃部检查

当发现胃不舒服或感知有消化障碍时，应前往医院进行详细检查。那么具体应该怎么检查呢？以下是几种常用的胃部疾病的检查手段。

1. 胃镜检查

可对上消化道疾病进行确诊，还能及时发现早期胃癌。若胃镜检查在上午进行，患者应在前一天晚饭时只吃少量易消化的食物，且在前一天晚8时

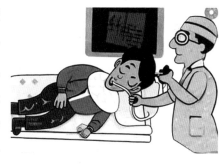

以后不再进食任何食物、水或饮料。若是下午检查，则从早上起床开始，患者就不能进食任何食物。另外，做过钡餐检查的患者，应在钡餐检查3天后再做胃镜检查。胃镜检查后的进食时间也需注意，患者如果只进行胃镜检查，在检查结束2小时后才能进食。如果受检者进行胃黏膜活检，应在检查后4小时进食。倘若受检者在检查后1~2天内出现柏油样便，可能是受检部位有出血现象，应及时去医院复诊及医治。

2. 胃黏膜活检

胃黏膜活检是胃镜检查的主要内容之一。胃镜检查时，医生根据患者具体情况决定是否取样活检。医生会用活检钳从胃镜内的一个专用孔道插入，钳取一小块胃黏膜进行化验检查。通过胃黏膜检查，能够及时发现胃部相关疾病，防止误诊、漏诊的发生，及早发现胃癌的癌前病变，防止病情继续恶化。另外，胃黏膜活检还能确诊萎缩性胃炎及消化道有无幽门螺杆菌感染。幽门螺杆菌会引起胃溃疡，如果能尽早确诊，就能够更及时地进行治疗。

3. 钡餐检查

钡餐检查是利用硫酸钡作为造影剂，在 X 线照片下对消化道进行的检查。它是检查胃肠道病变最常用的方法。通过钡餐检查可以清楚地观察到胃的形态、大小、位置及蠕动情况，便于医生诊断。患者在进行钡餐检查时应处于空腹状态，要禁食 12 个小时、禁水 4 个小时以上。还需注意的是，从要进行检查的前一天开始，患者应禁服含有金属成分的药物，例如钙片等。检查时，最好穿没有金属纽扣的内衣、不含亮片或装饰的外衣，避免影响检查结果。

第四节　减肺脏负担

西医对肺脏的认识

　　肺脏是机体最重要的呼吸器官，它承担生命所必需的气体交换功能。一旦不能正常进行气体交换，生命即刻停止。其主要结构是上端钝圆的叫肺尖，向上经胸廓上口突入颈根部，底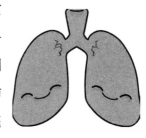位于膈上面，对向肋和肋间隙的面叫肋面，朝向纵隔的面叫内侧面，该面中央的支气管、血管、淋巴管和神经出入处叫肺门，这些出入肺门的结构，被结缔组织包裹在一起叫肺根。左肺由斜裂分为上、下两个肺叶，右肺则被分为上、中、下三个肺叶。

　　肺泡内的表面液膜含有表面活性物质，起着降低肺泡表面液体层表面张力的作用，使细胞不易萎缩，且吸气时又较易扩张。肺组织缺氧时，会使肺表面活性物质分泌减少，进入肺泡的水肿液或纤维蛋白原可降低其表面活性物质的活力，引起肺内广泛的肺泡不张，血液流经这些萎陷肺泡的毛细血管时就不能进行气体交换。患慢性支气管炎或支气管哮喘时，肺泡长期处于过度膨胀状态，会使肺泡的弹性纤维失去弹性并遭到破坏，形成肺气肿，影响呼吸功能。

一、肺脏的正常功能

1. 血液供应

肺的血液供应有两条途径：肺循环和支气管循环。肺循环的功能是运输右心室的血液经肺间质回流到左心房，途中血液在肺泡壁完成气体交换。支气管循环的功能是供养呼吸性小支气管以上的呼吸道组织。两个循环在末梢部分有少量吻合，占心排出量 1%～2% 的血液可从支气管静脉通过这些吻合直接进入肺静脉，故主动脉的动脉血中混有少量未经肺泡气体交换的静脉血。

一套是循环于心和肺之间的肺动脉和肺静脉，属肺的机能性血管。肺动脉从右心室发出伴支气管入肺，随支气管反复分支，最后形成毛细血管网包绕在肺泡周围，之后逐渐汇集成肺静脉，流回左心房。另一套是营养性血管叫支气管动、静脉，发自胸主动脉，攀附于支气管壁，随支气管分支而分布，营养肺内支气管壁、肺血管壁和脏胸膜。

2. 气体交换

肺功能是指气体交换，即氧气与二氧化碳的交换功能。

肺功能测定包括通气功能、换气功能、呼吸调节功能及肺循环功能等。

通气功能是指肺与外界环境之间的气体交换过程。实现肺通气的器官包括呼吸道、肺泡和胸廓等。呼吸道是沟通肺泡与外界的通道，肺泡是肺泡气与血液气进行交换的主要场所，而胸廓的节律性呼吸运动则是实验通气的动力。

气体进入肺取决于两方面因素的相互作用：一是推动气体流动的动力；二是阻止其流动的阻力。前者必须克服后者，方能实现肺通气，正如心室射血的动力必须克服循环系统的阻力才能推动血液流动一样。

气体进出肺是由于大气和肺泡气之间存在着压力差的缘故。在自然呼吸条件下，此压力差产生于肺的舒张和收缩所引起的肺容积的变化。可是肺本身不具有主动舒张和收缩的能力，它的舒张和收缩是由胸廓的扩大和缩小所引起的，而胸廓的扩大和缩小又是由呼吸肌的收缩和舒张引起的。当吸气肌收缩时，胸廓扩大，肺随之扩张，肺容积增大，肺内压暂时下降并低于大气压，空气就顺此压差进入肺，造成吸气。反之，当吸气肌舒张和（或）呼气肌收缩时，胸廓缩小，肺容积变小，肺内压暂时上升并高于大气压，空气就顺此压差而呼出肺外。

二、肺功能减退的原因

由于我们的肺与外界直接相通，使外界的有害物质如微生物、粉尘、过敏原和有害气体等容易直接被吸入肺内而造成各种伤害；加之肺内柔弱的黏膜组织结构抗侵袭能力差，以及它的温湿环境最有利于细菌、病毒的生存，使肺会受到各种污染，影响肺功能。

1. 遗传因素与生理老化

老年人随着年龄的增长，肺泡壁硬度增加，肺弹性回缩力下降，呼张力减退等，使其肺活量呈进行性下降。肺和胸壁的变化使老年人肺换气能发生改变，并导致肺通气或血流的比例失调，

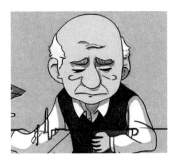

呼吸道阻力增加，肺泡壁所含胶原成分增多，呼吸膜的有效面积减少，使其最大通气量随年龄增加而逐渐减少，60岁时有可能下降到原来水平的一半，而残气量却逐渐增加。另外，由于肺泡面积减少及老年人肺气肿，也易造成肺部缺氧。某些遗传因素可增加慢性阻塞性肺疾病（COPD）发病的危险性。已知的遗传因素为 α_1– 抗胰蛋白酶缺乏。欧美研究显示，重度 α_1– 抗胰蛋白酶缺乏与肺气肿形成有关。我国人群中 α_1– 抗胰蛋白酶缺乏在肺气肿发病中的作用尚待明确。基因多态性在 COPD 的发病中有一定作用。

2. 肺部疾病

造成老年人肺功能低下最重要的原因是肺部疾病，常见的疾病中影响较大的有慢性阻塞性肺疾病、肺部肿瘤、肺结核等。其中慢性阻塞性肺疾病的发生是老年人的常见病，是伴有气道阻塞的一组疾病，它实际上就是慢性支气管炎、肺气肿等疾病的统称。患此病，就使肺内的"垃圾"越来越多。"肺垃圾"就是我们熟知的"痰"。痰的长期堆积，无法被及时清除，将我们的呼吸通道堵塞，新鲜的空气（氧气）无法进来，身体代谢产生的废气（二氧化碳）排不出去，结果就造成肺功能的下降，产生缺氧现象。

（1）慢性阻塞性肺疾病

慢性阻塞性肺疾病是常见的呼吸系统疾病，严重危害患者的身心健康。它是一种具有气流受限特征的可以预防和治疗的疾病。其气流受限不完全可逆，呈进行性发展，与肺脏对吸入烟草烟雾等有害气体或颗粒的异常炎症反应有关。主要累及肺脏，但也可引起全身的不良效应。肺功能检查对明确是否存在气流受限有重要意义。在吸入支气管舒张剂后，如果一秒钟用力呼气容积占用力肺活量的百分比（$FEV_1/FVC\%$）<70%，则表明存在不完全可逆的气流受限。

（2）肺结核

肺结核是由结核杆菌引起的慢性传染病，是结核病中最常见的一种。临床上大致可分四种类型：原发性肺结核、粟粒性肺结核、浸润性肺结核和空洞性肺结核。原发性肺结核是指初次感染结核杆菌引起的疾病。我国患者中有 80%～90% 是通过呼吸道感染肺部的，常无明显体征，有的伴有轻度全身症状如倦怠、低热、食欲减退等，如能及时彻底治疗，一般预后良好。粟粒性肺结核是由于结核杆菌的血液散播引起的，病情严重。浸润性肺结核一般认为是原发结核的发展，多见于曾被结核感染的成年人。空洞性肺结核是由于诊断延误，治疗不彻底的慢性肺结核。肺结核临床表现多种多样，除上述症状外，重者有高热、盗汗等，最好能做到早发现、早诊断、早治疗。预防措施是：养成良好的卫生习惯，不随地吐痰，定期进行肺部健康检查，隔离结核患者，特别是在集体生活的人应接种卡介苗。

（3）肺癌

肺癌是近半个世纪来发病率和死亡率不断上升的肿瘤之一，是对人类健康和生命危害较大的恶性肿瘤。吸烟、环境污染及职业危害被认为是肺癌的主要发病诱因，其发病率男性高于女性，城市高于农村。根据病变位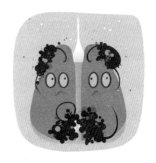置将肺癌可分为中心型和周围型，生长在总支气管和支气管处肺门者称中心型肺癌，约 70%，以鳞癌和未分化癌较常见。生长在支气管及其分支以后的肺癌称周围型，约 30%，以腺癌较常见，根据病理将肺癌可分为鳞状细胞癌、腺癌、腺鳞癌、大细胞癌（未分化癌）、小细胞癌（SCLC）、类癌。肺癌是全身疾病的局部表现，早期发现、综合治疗、特异性抗癌、全身用药、个体化治疗是治疗肺癌的基本原则，应贯穿于治疗始终。

3. 环境因素

（1）大气污染

大气污染是工业革命以来最严重的环境问题，它直接或间接地作用于呼吸系统，影响其功能，增加患病的风险，特别是细颗粒物（如 PM2.5）的浓度增加，更是大大加重了肺部的负担。

（2）吸烟

吸烟是发生 COPD 最常见的危险因素。吸烟者呼吸道症状、肺功能受损程度及患病后病死率均明显高于非吸烟者。被动吸烟亦可引起 COPD 的发生。

（3）职业性粉尘和化学物质

当吸入职业性粉尘，有机、无机粉尘，化学制剂和其他有害烟雾的浓度过大或接触时间过长时，均可引起 COPD 的发生。

（4）室内、室外空气污染

在通风欠佳的居所中采用生物燃料烹饪和取暖所致的室内空气污染是 COPD 发生的危险因素之一。室外空气污染与 COPD 发病的关系尚待明确。

（5）感染

儿童期严重的呼吸道感染与成年后肺功能的下降及呼吸道症状有关。既往肺结核病史与 40 岁以上成人气流受限相关。

（6）社会经济状况

COPD 发病与社会经济状况相关。这可能与低社会经济阶层存在室内、室外空气污染暴露，居住环境拥挤，营养不良等状况有关。

三、肺功能减退对人体造成的影响

肺功能下降造成的缺氧，会改变机体的机能和代谢状态，非常容易诱发多种慢性疾病，它的症状体现在全身的各个方面：

1. 对心血管的影响

肺功能下降导致的缺氧会刺激肾脏产生红细胞生成素。红细胞的增多会增加血液黏稠度使外周血管阻力加大，引起或加重高血压、心律失常，诱发心肌梗死、脑血栓等一系列疾病；缺氧还会引起肺血管的收缩，引起肺动脉高压，使右心负荷加重。日久有可能导致肺心病和右心衰竭。

2. 对神经系统的影响

缺氧会直接影响人的神经系统，使人出现智力和视觉功能紊乱，尤其是对脑组织的损害。脑组织是对氧依赖最敏感的组织器官，脑的用氧量要占耗氧总量的 20%～30%，全部要靠血液循环带来的新鲜氧气来维持正常运转、脑经常性地缺氧后会引发失眠、反应速度下降、记忆力下降、行为异常、痴呆等症。

3. 对组织和细胞的损伤

缺氧后果的严重程度，跟缺氧的持续时间有很大关系，若肺功能长期低下得不到纠正，即使对缺氧耐受力较强的组织和细胞也会发生病变。缺氧易引起能量供应不足，导致组织细胞酸中毒或碱中毒，使整个组织细胞能量代谢出现障碍，免疫力下降，出现细胞变性。如引起肝细胞水肿、肾小管上皮细胞坏死、胰岛细胞损伤等，这些细胞病变又会使细胞表现出肝纤维化、肾功能不全、糖尿病等慢性病。

四、药物、手术以外的恢复方法

1. 呼吸系统固有自净功能

肺本身有一套很完善的自净体系。肺呼吸时，气流经鼻、咽、喉、气管、主支气管及肺内的各级支气管，最后到达细支气管的末端——肺泡。气体交换就是在肺泡和毛细血管之间进行的。人的鼻腔、气管中分布着许多上皮纤毛，且覆盖有大量黏液。在上呼吸道，吸进人体的绝大多数粉尘都被黏液吸附，随着纤毛摆动而逐渐到达口鼻部，通过痰和鼻涕排出。直径在

2~10 微米的颗粒可通过鼻腔而进入下呼吸道，在那里，许多纤毛有力、协调和有节奏地摆动，将被黏液吸附的颗粒向喉咽方向移动，到达咽部后，或被吞咽，或被咳出。小于 2 微米的颗粒会进入肺泡。肺泡中有巨噬细胞，能将粉尘吞噬，成为尘细胞，并被运至细支气管，通过纤毛运动，经呼吸道随痰排出体外。人体自身的防御体系，足以抵御一般强度的空气污染！

2. 肺的防御体系其实很脆弱

如果持续大量地吸入颗粒物，肺这道防御屏障就会慢慢变得非常脆弱。届时，可吸入颗粒物会随空气进入肺部，以碰撞、扩散、沉积、弥散等方式滞留在呼吸道不同的部位。过多的可吸入颗粒物的沉淀，会降低肺吸入氧气的能力，使肺泡中巨噬细胞的吞噬功能和生存能力下降，导致肺排出污染物的能力下降。

颗粒物的沉淀，还会引发炎症——滞留在鼻咽部和气管的颗粒物，与进入人体的二氧化硫（SO_2）等有害气体产生刺激和腐蚀黏膜的联合作用，损伤黏膜、纤毛，引起炎症，以及增加气道阻力。持续不断的作用会导致慢性鼻咽炎、慢性气管炎。滞留在细支气管与肺泡的颗粒物，也会与二氧化氮等产生联合作用，损伤肺泡和黏膜，引起支气管的炎症。长期持续作用，还会诱发慢性阻塞性肺疾病，最终导致肺心病，还容易出现继发感染。

全球范围内已有大量流行病学研究证实，吸烟是导致肺癌的首要危险因素，70%～80%的肺癌与吸烟相关，其他的相关因素为放射性暴露因素、环境或职业暴露因素、遗传或家族性因素等。据了解，我国男性吸烟率约为66%，近年还有所下降，但女性的吸烟率却在缓慢上升。专家提醒，中国女性肺癌的增长速度比较快，与此不无关系。

另外，对呼吸道的治疗不但要强调发作期的救治，更要强调缓解期的康复治疗。采用科学的方法控制疾病的发展，才能有效地改善患者的生存质量。

3. 养肺减轻肺脏负担须积极主动补水

中医学说，"肺喜润而恶燥"，这是有道理的。

肺泡表面必须是潮湿的，因为氧气要先溶于水，才能穿过肺泡和毛细血管间的交换膜进入血液；二氧化碳也必须先溶于水，才能穿过交换膜进入肺泡。

一般情况下，外界空气的温度和湿度都较肺为低。但呼吸道的鼻、咽黏膜有丰富的血流，并有黏液腺分泌黏液，所以吸入的空气在到达气管时，已变得温暖而湿润。

因此，养肺最好的一招，是积极补充水分。

首先是主动喝水，最好每天主动喝6～8杯水。其中，晨起第一杯水最为重要，因为经过一夜的睡眠、排尿、皮肤蒸发及口鼻呼吸等，已使不少水分流失，人体已经处于缺水状态，小支气管内的痰液已变得黏稠不易咳出，清晨饮水，可缓解呼吸道缺水情况。其次还须从内部调养，给机体足够的水分。

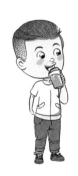

除喝水外，也可直接从呼吸道"摄"入水分。方法很简单：将热水倒入杯中，用鼻子对着茶杯吸入水蒸气，每次 10 分钟左右，早、晚各一次即够。另外，还要勤洗澡，因为皮毛为肺的屏障，秋燥最易伤皮毛，进而伤肺，而洗浴有利于血液循环，可使肺脏与皮肤气血流畅。

春天到来时，很多人感到自己的鼻孔、皮肤干燥，容易上火。中医讲"脾气旺，津液生"，津液少的原因，多是因为脾气虚，不能化生津液造成的。所以，通过健脾益气，化生津液，可改善"春季干燥症"的症状。可将山药、甘草、枸杞子、西洋参等煲粥或煲汤食用，以缓解上火症状。有内热的人，养肺关键在于清热化痰解毒，可吃些绿豆、芹菜、苦瓜等去火。

阴虚的人，养肺可多吃一些银耳、百合、莲子、梨、藕、萝卜等具有滋阴润肺作用的食物。此外，饮食宜清淡，少食辛辣、油炸及熏烤之品。

4. 食补宜肺

一日三餐之食物宜以养阴生津之品为主，如芝麻、蜂蜜、梨、莲子等柔润食物，少吃辛辣燥热之品，必要时可服补品，但应清补，不可大补。以下药粥值得一试：

银耳大米粥：银耳 5 克，泡发后加入大米 50～100 克淘净同煮。煮好后加蜂蜜适量，搅匀即可。

莲藕大米粥：莲藕 10 克洗净切碎，大米 50 克左右同煮。煮成后加蜂蜜调匀即可。

山药大米粥：山药 100 克、大米 50 克，山药洗净切块与大米同煮，煮好后分两次食用。

大枣银耳羹：银耳 5 克泡发，加入大枣 10 枚，加入适量水煮 1～2 个小时，然后调入白糖或冰糖即可食用。

5. 蔬果内有肺的清洁剂

养肺，还应在日常饮食中摄入足够的水果和蔬菜。

美国研究人员的试验显示，十字花科植物富含的萝卜硫素，有助于肺部清除有害细菌。因为"萝卜硫素能激活一种名为 NRF_2 的信号通道。这种信号通道一旦不能发挥作用，人体巨噬细胞就无法清除肺部的死亡细胞及外来细菌，从而使肺部无法保持清洁，导致感染"。萝卜硫素，在西蓝花、芥蓝等十字花科植物中含量丰富。

苹果皮中含有丰富的果胶和抗氧化物，能减轻肺部的炎症反应。

研究结果显示，血液中 β－胡萝卜素含量较高的人，肺功能退化程度较小；大约 70% 的反复呼吸道感染的人，血清中维生素 A 的水平低于正常值。原因是，肺部"受伤"多是因为支气管黏膜受损，而维生素 A 可以保护黏膜细胞，维持其正常形态与功能。还可防止黏膜受细菌伤害。而 β - 胡萝卜素是一种抗氧化剂，可以对抗自由基。自由基是新陈代谢的正常产物，吸烟和空气污染等外界因素也能导致自由基的产生。

维生素 A 的前体是 β - 胡萝卜素，人体从植物性食物中摄入胡萝卜素后，在肝脏及肠黏膜中可转变为维生素 A 而被人体利用。动物的肝、蛋黄、乳制品中维生素 A 含量较为丰富。β - 胡萝卜素，则多存在于橙黄色植物中，如胡萝卜、红心甜薯、玉米等。另外，许多深绿色蔬菜，如菠菜、甘蓝、韭菜、豌豆苗中也含有较丰富的胡萝卜素。

6. 适量运动能有效预防肺部炎症发生的概率

养肺护肺，我们还应该做什么呢？

有氧运动：巴西研究人员的试验发现，有氧运动可帮助预防肺部炎症，同时也能遏制因暴露在空气污染环境下出现的促炎效应。一天中养肺的最佳时间是早上 8 点左右。此时最好做些有氧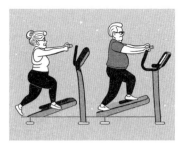运动，如步行、慢跑、太极拳等。体育锻炼是强健肺脏的一个重要方法。散步、体操、导引吐纳功法等均可达到健肺之功，其中导引吐纳功法的作用尤为明显。进行导引吐纳功法锻炼时应以静功为主。现介绍两种练功的方法：

吸收功：晚餐后两小时，选择安静的环境站定，两脚分开与肩平，两手掌相搭，掌心向上，放于脐下 3 厘米处，双目平视，全身放松，吸气于两乳之间，收腹，再缓缓呼气放松，持续半小时即可。

拍肺功：每晚临睡前，坐在椅子上，上身直立，两膝自然分开，双手放在大腿上，头正目闭，全身放松。吸气于胸中，同时抬手用掌从两侧胸部由上至下轻拍，呼气时从下向上轻拍，持续约 10 分钟。最后用手背随呼吸轻叩背部肺俞穴数十下。

多晒太阳：最新研究表明，护肺养肺，要多晒太阳。"维生素 D 可能会修复由于抽烟引起的肺损伤，有助于减轻炎症，因此，维生素 D 缺乏者更容易发生炎症、感染，得慢性阻塞性肺疾病。"

主动咳嗽：咳嗽可"清扫"肺部。到室外空气清新处深呼吸，在深呼吸时缓缓抬起双臂，然后咳嗽，使气流从口、鼻喷出，咳出痰液。每做完一遍后进行数次正常呼吸。每天坚持，肺部可保持清洁。

腹式呼吸：腹式呼吸能让更多的氧气进入肺部，扩大肺活量，预防肺部感染。有朋友说，喜欢唱歌的人不易患肺病，因为唱歌用的就是腹式呼吸。

笑能宣肺：大笑能使肺扩张，人在笑时还会不自觉地进行深呼吸，清理呼吸道，使呼吸通畅。笑时胸肌伸展，胸廓扩张，驱除抑郁，解除胸闷，恢复体力。发自肺腑的微笑，可使肺气布散全身，使面部、胸部及四肢肌群得到充分放松。另外，肺气的下降还可使肝气平和，从而保持情绪稳定。会心之笑，笑自心灵深处，笑而无声，可使肺气下降与肾气相通，收到强肾之功。开怀大笑可以升发肺气，使肺吸入足量清气，呼出废气，加快血液循环，达到心肺气血调和之目的。

室内通风：环境学者的调查发现，随着现代建筑物密闭化程度的增加，世界上 30% 的建筑物中存在有害健康的室内空气，受污染的室内空气中存在 30 余种致癌物！

7. 定期进行体检，减轻肺脏负担

肺部出现 50% 的病变仍会没感觉，大病是突然降临的吗？非也！因为机体有一定的代偿能力，如果肺部病变低于 50% 时，身体很可能会没有感觉；若病变大于 50%，超过人的代偿能力，就开始出现临床症状，这时再就医，就太迟了。因此，40 岁以上的人要定期查肺！40 岁后，肺功能开始下降，但早期可能没有任何感觉。所以 40 岁以上的人要像监测血压那样，至少每年到医院进行胸部 X 线或肺部 CT 检查。

中医对肺脏的认识

一、肺脏的正常功能

肺者，相傅之官，生理功能极为重要。主气、司呼吸；通调水道；朝百脉、主治节。

1. 肺主气、司呼吸

"诸气者，皆属于肺"，肺主气的功能是指一身之气皆由肺所主。肺的宣发肃降功能，一呼一吸，完成体内浊气与自然界清气的交换过程，不断吐故纳新；肺的宣发肃降功能，对全身的气机起到调节作用，带动着全身气机的升降出入，并且宣发卫气。此外，肺主气的生理功能还体现在参与宗气的生成，影响着全身之气的生成。

2. 肺主通调水道

所谓通调水道，是指肺的宣发肃降功能对水液的输布、运行、排泄起着疏通和调节作用。通过肺的宣发，将津液与水谷精微布散于全身，输精于皮毛，并通过宣发卫气司腠理开阖，调节汗液排泄。通过肺的肃降，将津液和水谷精微不断向下输送，通过代谢后化为尿液，由膀胱排出体外。

3. 肺朝百脉、主治节

全身血液都通过经脉会聚于肺，通过肺的呼吸进行气体交换，然后再输布至全身。通过肺气宣发，血液通过百脉输送至全身；通过肺气肃降，全身血液通过百脉又回流至肺。

总之，肺的功能首先是主管呼吸，影响气的生成与气机调节；其次是对水液代谢的调控；第三是对血液运行的辅助与促进。中医肺病学也不仅仅指"肺"的疾病。

二、肺功能减退的原因

肺通过口鼻与外界相通，位置最高，覆盖在诸脏之上，其气贯百脉，通他脏，故内伤诸因，除肺脏自病外，其他脏腑有病也可影响到肺。导致肺功能减退的原因主要有外感、内伤两方面。

1. 外感六淫

外界的六淫邪气，从口鼻、皮毛而入，侵袭肺系，或因吸入烟尘、异味气体，导致肺气被郁，肺失宣降。多因起居不慎，寒温失调，或过度疲劳，肺抵御外邪的功能减退或失调，以致在天气冷热失常，气候突变的情况下，外邪入客于肺，导致感冒、咳嗽等肺系疾病。

2. 饮食不当

过食生冷，寒饮内停，或嗜食酸咸甘肥，积痰蒸热，或进食海鲜类食物，导致脾失健运，痰浊内生，上扰于肺，壅塞气道，诱发肺系疾病。

3. 情志所伤

情志不遂，忧思气结，肺气痹阻，气机不利，或郁怒伤肝，肝气上逆于肺，肺气不得肃降，升多降少，气逆出现相应的肺系疾病。

4. 痰热素盛

平时嗜酒太过，或喜食辛辣煎炸食物，易生湿热痰浊，熏灼于肺，或肺脏宿有痰热，或其他脏腑痰浊、瘀热蕴结已久，上干于肺，形成肺脏化脓性疾病。

5. 病后失调

大病或久病后失于调治；外感咳嗽，经久不愈；胎产之后失于调养等，正虚感受邪气。

6. 禀赋不足

禀赋不足，劳欲久病，素质不强，易受邪侵；劳欲伤肾，精气不足，不能助肺纳气，气失摄纳，出多入少，影响肺系的生理功能。

三、肺功能减退对人体造成的影响

病邪犯肺，肺失宣散，出现咳嗽、吐痰、喘促胸闷、呼吸困难及鼻塞、喷嚏和无汗等；肺失肃降，出现呼吸短促或表浅、胸闷、咳嗽、咯血等。

肺气虚弱，宗气不足，气机不调，不能使心脏推动血行，影响心主血脉的功能，出现胸中憋闷、心悸气短、唇舌青紫等；宣发无力，卫气和津液不达于体表，出现皮毛失养而憔悴枯槁；汗孔开阖失调而自汗，呼吸气弱；卫表不固，抵抗外邪能力低下而易于感冒；皮毛失去温煦，体表畏寒而肤冷。

肺气虚弱，失于肃降，则不能推动津液下行于大肠，大肠失润而传导不利，出现气虚便秘。

久病咳喘，肺气虚弱，宣降无力，可累及脾脏，导致脾失健运，出现咳喘无力、自汗、易感冒、食欲差、腹胀便秘等肺弱脾虚之证。

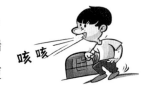

肺阴受损，累及肾阴，形成肺肾阴虚之证，出现干咳少痰或痰中带血，声音嘶哑，咽喉干燥，形体消瘦，腰膝酸软，也可见两颊发赤、烦躁盗汗、男子梦遗、女子闭经、舌红少苔、脉象细数等阴虚内热之象。

四、药物、手术以外的恢复方法

1. 食疗法

五色食物补五脏，其中白色食物能补肺脏，因此，百合能提高肺脏的抗毒能力。肺脏"喜润恶燥"，在燥的情况下，容易累积毒素，百合、蘑菇有很好的养肺滋阴的功效，可以助肺抵抗毒素。

2. 穴位贴敷

将大蒜捣烂成泥，捏成饼状，敷于双足底涌泉穴处，以胶布固定，一日一换，7日为一疗程；选肺俞、定喘、风门、膻中，用白附子16%、洋金花48%、川椒33%、樟脑3%制成粉剂，将粉剂少许置穴位上，胶布固定，3～4日更换一次。

3. 针灸治疗

如感冒，可针刺风池、大椎、太阳、列缺、合谷等；外感咳嗽，可针刺天突、中府、肺俞、列缺、合谷；哮喘实证，可针刺肺俞、定喘、膻中、尺泽、列缺。

4. 耳针法

如选平喘、下屏尖、肺、神门、皮质下，毫针刺，中、强刺激治疗哮喘；如选肺、内鼻、下屏尖、额，毫针刺，中、强刺激治疗感冒。

5. 拔火罐法

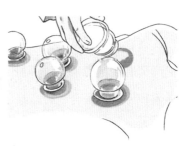

选大椎、身柱、大杼、肺俞，拔罐后留罐 15 分钟起罐，或用闪罐法，治疗感冒。

6. 导引法

华佗的五禽戏有促进气血流通、提高人体正气、祛邪外出的作用，习之能使汗出而百病皆愈。张从正有一套特殊的导引法——让患者盘腿而坐，两手十指相交，攀脑后风池、风府穴，头向前叩，几至于地，如此连点一百二十次后，服葱醋粥、辛辣汤，汗出立解。可用于治疗感冒。

五、预防

锻炼身体，进行有氧运动，增强体质，增强自身的免疫力，保持心情的平和。中医认为"悲伤肺"，经常忧郁悲伤会损伤肺脏。而"常笑宣肺"，开怀大笑能宣发肺气，对身心健康极为有益。所以金秋养生应心情开朗，经常想些做些令人快乐的事。开怀大笑是世界上最便宜的养肺良方。饮食宜低盐、优质蛋白、清淡、易消化，不应过食肥甘辛辣醇酒，尽量避免使用对肺脏有损害的药物。

注意气候变化，防寒保暖，饮食清淡、规律，戒除不良吸烟、嗜酒习惯，避免刺激性气体伤肺。

流感高发期，尽量少去人群密集的公共场合，室内可用食醋熏蒸，每立方米空间用食醋 5～10 毫升，加水 1～2 倍，加热熏蒸两小时，每日或隔日一次。

经常按摩面部迎香穴，夜间艾熏足三里，冷水洗面，热水泡脚，呼吸蒸气（对着热气深呼吸几次，湿润呼吸道黏膜减轻鼻塞症状），搓后颈。

秋季养肺要注意多吃酸少吃辛。辛味发散肺气，酸味收敛肺气，而秋天肺气宜收不宜散，所以立秋之后要少吃葱、姜等辛味食物，多吃酸味果蔬，如山楂等。还要禁寒凉，多喝温热的粥。

肺功能检查

我们在家里怎么自我判断心肺功能呢，有以下几种易于操作的办法来帮助我们做大致的判断。

登楼试验：能用不紧不慢的速度一口气登上三楼，且不感到明显气急与胸闷，则心肺功能良好。

血压检查：舒张期血压与收缩期血压之比正常为 50% 左右，如果低于 25%，或高于 75%，则说明心肺功能较差。

血压与脉搏计算：收缩期血压加上舒张期血压之和，再乘以每分钟脉搏数，如果乘积在 13000~20000，则心肺功能良好。

血压、脉搏与活动试验：平卧时血压、脉搏正常。在 30~40 秒钟内较快地坐起，如果血压下降不到 10.5mmHg，脉搏每分钟加快 10~20 次，表示心肺功能良好。相反，血压下降超过 10.5mmHg，脉搏每分钟加快 20 次以上，甚至出现恶心、呕吐、眩晕、冷汗等现象时，说明心肺功能很差。

哈气试验：距离 30 厘米左右点燃一根火柴，使劲哈口气，能将火焰熄灭则心肺功能较好。

小运动量试验：原地跑步一会儿，脉搏增快到每分钟 100~120 次，停止活动后，如脉搏能在 5~6 分钟恢复正常者，心肺功能正常。

憋气试验：深吸气后憋气，能憋气达 30 秒钟提示心肺功能很好，能憋气达 20 秒钟以上者也不错。

如何判断是否缺氧？一般要观察其发绀的程度、呼吸的频率和幅度。发绀即皮肤黏膜呈弥漫性紫蓝色改变，一般患者多出现于口唇、舌、指／趾甲床。呼吸既快又浅，提示明显缺氧；若同时伴有意识改变，如嗜睡甚至昏迷，说明缺氧相当严重。目前最准确、客观的办法是取患者的动脉血进行血气分析，了解其氧分压下降的情况，来准确地反映机体缺氧的程度。

以下还有一些呼吸系统疾病的实验室检查方法。

血常规检查：检查有无贫血或红细胞增多症。白细胞增多提示有细菌感染；白细胞正常或减低，常见于结核病或病毒感染；嗜酸性粒细胞增多，常提示有过敏因素存在。血清学检查有助于病毒性感染的诊断。

痰及胸腔积液检查：呼吸系统疾病最重要的试验诊断是痰液和胸腔积液的检查。痰液检查方法有直接涂片检查、痰培养和动物接种。胸腔积液检查可区分漏出液与渗出液，对进一步诊断病因有帮助。痰液和胸腔积液中的脱落细胞学检查对肿瘤的诊断帮助也较大。

影像检查：胸透、摄片和断层摄影等检查，是呼吸系统疾病重要的诊断依据。体层摄片配合荧光透视可直接观察被掩盖部分，并可做动态观察，如心血管与膈肌活动的情况。在 X 线胸片上，看到颜色深的部分是正常的肺组织。当肺部发炎实变时，在这中间可以见到模糊的浅颜色片状部分，就是肺炎的病变部位，病变的范围不同，病情也不同。

呼吸系统疾病的特殊检查方法还包括支气管镜检查、诊断性人工气胸或气腹术、淋巴结活检、放射性同位素肺扫描等，可对肺脏、胸膜及膈肌病变进行检查。

第五节 减肾脏负担

西医对肾脏的认识

肾脏是人体的重要器官，为成对的扁豆状器官，红褐色，位于腹膜后脊柱两旁浅窝中。当肾有病变时，触压或叩击该区，常有压痛或震痛。

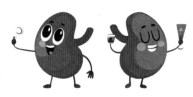

一、肾脏的生理功能

1. 排泄体内代谢产物和进入体内的有害物质

人体每时每刻都在新陈代谢，在这个过程中必然会产生一些人体不需要甚至是有害的废物，其中一小部分由胃肠道排泄外，绝大部分由肾脏排出体外，从而维持人体的正常生理活动。有些化学药品中毒会给肾脏造成损害，就是因为这些化学药品的排出要经过肾脏。如果肾脏有了损伤，这些对人体有害物质的排泄受到影响，废物在体内积聚，就会引起各种病症。我们把肾脏的这种保留营养物质、排出毒素的作用形象地称作"血筛子"。

2. 通过尿的生成，维持水的平衡

这是肾脏的主要功能，当血液流过肾小球时，由于压力关系，就滤出一种和血浆一样但不含蛋白质的液体（即原尿）。原尿通过肾小管时又将其中绝大部分水、全部的糖和一部分盐重新吸收，送回血液，大部分氮不再吸回。剩下的含有残余物质的浓缩液体就是尿，约占原尿的1%。正常人一天尿量为1～2升，一般呈淡黄色，比重在1.003～1.030之间。比重过高、过低或固定不变，尿量过多过少均有肾功能不全的可能。

3. 维持体内电解质和酸碱平衡

肾脏对体内的各种离子（电解质）具有调节作用。像钠离子（Na^+）的调节特点是多吃多排、少吃少排、不吃不排；钾离子（K^+）是多吃多排、少吃少排、不吃照排；氯离子（Cl^-）是伴随 Na^+ 的吸收、排泄和 H^+、氨（NH_3）的分泌过程来完成。另外肾脏还调节磷（P^{3-}）、钙（Ca^{2+}）、镁（Mg^{2+}）等离子的平衡。这些电解质平衡对体液的渗透压稳定很重要。另外肾脏对体内酸碱平衡也起调节作用，它能把代谢过程中产生的酸性物质通过尿液排出体外，并能控制酸性和碱性物质排出的比例，当任何一种物质在血液中增多时，肾脏就会把增多的部分排出去。同时还能制造氨和马尿酸，以保持和调节酸碱平衡。很多肾脏患者出现酸中毒，就是因为肾脏失去维持体内酸碱平衡的功能而产生的。我们不妨把肾脏调节体内水分，保持内环境（电解质、渗透压、酸碱度）稳定的功能称作"调节器"或"稳压器"。

4. 调节血压

由肾脏分泌的肾素可使血压升高，当限制钠摄入或钠缺乏时，血浆容量减少和肾脏血液灌注压降低时，以及直立体位时，肾素从细胞中分泌出来，即具有活性，可使血浆中的血管紧张素原脱肽而成为血管紧张素 Ⅰ，再经转换酶的作用而成为血管紧张素 Ⅱ，通过血管紧张素 Ⅱ 和醛固酮的作用使血压升高。同时肾脏分泌的前列腺素又具有使血压下降的功能，前列腺素主要是通过增加肾皮质血流量，促进利尿排钠，减少外周血管的阻力，扩张血管而起到降压的作用。

5. 促进红细胞生成

肾脏可分泌促红细胞生成素，作用于骨髓造血系统，促进原始红细胞的分化和成熟，促进骨髓对铁的摄取、利用，加速血红蛋白、红细胞生成，促进骨髓网织红细胞释放到血中。贫血的程度与肾衰程度成正比，其血、尿中的促红细胞生成素均降低，而外源性促红细胞生成素，可以纠正肾性贫血。

二、肾脏功能减退的原因

1. 常见的造成肾功能减退的疾病

慢性肾小球肾炎：简称"慢性肾炎"，是由多种不同病因、病理类型组成的一组原发性肾小球疾病。

肾病综合征：简称"肾综"，是指由多种病因引起的，以肾小球基膜通透性增加伴肾小球滤过率降低等肾小球病变为主的一组综合征。

慢性肾衰竭：是指各种肾脏疾病引起的缓慢进行性肾功能损害最后导致尿毒症和肾功能完全丧失，引起一系列临床症状和生化内分泌等代谢紊乱组成的临床综合征，从原发病起病到肾功能不全开始，间隔时间可为数年到十余年。

肾结石：指发生于肾盏、肾盂及肾盂与输尿管连接部的结石。

肾囊肿（多囊肾）：是肾脏内出现大小不等的与外界不相通的囊性肿块的总称，可分为成人型多囊肾、单纯性肾囊肿和获得性肾囊肿。

糖尿病肾病：是临床常见和多发的糖尿病并发症。是最严重的并发症之一，为糖尿病主要的微血管并发症，主要指糖尿病性肾小球硬化症，一种以血管损害为主的肾小球病变。

高血压肾病：系原发性高血压引起的良性小动脉肾硬化

（又称"高血压肾小动脉硬化"）和恶性小动脉肾硬化，并伴有相应临床表现的疾病。

紫癜性肾炎：又称"过敏性紫癜性肾炎"，是过敏性紫癜（以坏死性小血管炎为主要病理改变的全身性疾病，可累及全身多器官）出现肾脏损害时的表现。

狼疮性肾炎：是系统性红斑狼疮累及肾脏所引起的一种免疫复合物性肾炎，是系统性红斑狼疮主要的合并症和主要的死亡原因。

小儿肾病：以原发性为多见，主要病变为肾小球基底膜通透性增高，临床常表现为大量的蛋白尿、低蛋白血症、高胆固醇血症、全身明显凹陷性水肿及肾功能异常等一系列症状。

慢性肾功能不全是一个缓慢的发展过程，一般可分为四期。第一期：肾功能代偿期。这时肾功能储备能力降低，部分未受损害的肾单位，尚能代偿已受损肾单位的功能，临床上不出现症状。第二期：肾功能不全期。这时肾功能储备能力虽已明显降低，但一般状况下还能应付机体需要，还不出现症状；而当合并感染、创伤手术时，肾脏负担加重，即会出现肾功能不全的临床表现。第三期：肾功能衰竭早期。这时肾小球滤过率明显降低，出现氮质血症，酸性代谢产物积聚，肾小管分泌、吸收功能损害，水、电解质平衡失调，此时又称尿毒症早期。第四期：肾功能衰竭晚期。这时肾功能明显降低，代谢产物在体内大量积聚，出现明显的水、电解质和酸碱平衡紊乱及其他一些内分泌方面的功能紊乱，此时又称尿毒症期。

2.肾脏功能不堪重负的早期征兆

肾脏病不仅会引起肾衰竭和尿毒症，还会引发高血压、心脏病、脑卒中、痛风等一系列严重疾病。肾脏疾病一般比较隐匿，不易被发现，只有病情比较严重时，才会被发现，但是也不是一点"蛛丝马迹"也没有，那么肾功能不好的症状有哪些？下面就为大家讲解一下肾功能不好的前兆，希望给大家带来一点儿帮助。权威专家指出，当身体出现以下肾脏问题的表现之一时，就可能是"肾病"的征兆：

（1）水肿

如早晨起来时眼皮重得抬不起来，面部、手指或脚部发胀，腿部用力按压后出现凹陷，下午脚穿不进鞋子等。

（2）尿液异常

如颜色的改变、尿中泡沫增多、夜间排尿较多；尿中泡沫增多，此种肾脏症状是由于尿中出现大量蛋白的表现；颜色的改变主要有尿呈浓茶色、洗肉水样、酱油色或浑浊如淘米水。小便泡沫多，长久不消失，表示尿液中排泄的蛋白质较多，此时应做尿常规及24小时尿蛋白定量检查。

（3）腰痛

阵发性的剧烈腰痛，或伴呕吐，称为"肾绞痛"，多见于肾盂结石或输尿管结石，腰痛常伴发热，肾区有叩击痛，尿检可发现白细胞增多，尿培养有细菌生长。肾小球疾病时多数只有腰部不适、隐痛，或仅感腰酸。

（4）关节痛

关节痛和肌肉抽筋；血尿酸升高和痛风，有时表现为不明原因的关节痛。

（5）血尿

血尿是血液经损伤的肾小球、肾小管或尿路混入尿液造成的。如出血量多，肉眼可见，称肉眼血尿。

（6）尿量不正常

尿频、尿急、尿痛、无尿、少尿、多尿及夜尿这些都是肾脏不好的表现，正常人尿量均为 1500 毫升／天，4～8次／天，成人 24 小时尿量少于 400 毫升叫少尿，少于 100 毫升叫无尿，夜尿不应多于 750 毫升。假如年轻人夜尿增加，很可能是肾脏功能不良的早期表现。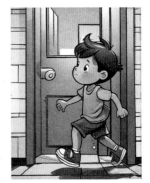

出现肾不好的前兆怎么办？一般肾脏疾病的症状在早期不明显，经常被人们忽略，等到出现症状时，很多时候都已经发展到肾衰竭。所以，做定期检查很有必要，只有这样才能准确无误地断定我们的肾脏是否时刻处于健康状态。

三、肾功能减退对人体造成的影响

在肾功能不全的早期，临床上仅有原发疾病的症状，可累及全身各个脏器和组织，并出现相应症状：

1. 胃肠道表现

这是尿毒症中最早和最常出现的症状。初期以厌食、腹部不适为主诉，以后出现恶心、呕吐、腹泻、舌炎、口有尿臭味和口腔黏膜溃烂，甚至有消化道大出血等。

2. 精神、神经系统表现

精神萎靡、疲乏、头晕、头痛、手足灼痛和皮肤痒感，甚至下肢痒痛难忍，须经常移动、不能休止等，晚期可出现嗜睡、烦躁、谵语、肌肉颤动甚至抽搐、惊厥、昏迷。

3. 心血管系统表现

常有血压升高，长期的高血压会使左心室肥厚扩大、心肌损害、心力衰竭，潴留的毒性物质会引起心肌损害，发生尿毒症性心包炎。

4. 造血系统表现

贫血是尿毒症患者常有的症状。除贫血外尚有容易出血。

5. 呼吸系统表现

酸中毒时呼吸深而长。代谢产物的潴留可引起尿毒症性支气管炎、肺炎、胸膜炎，并有相应的临床症状和体征。

6. 皮肤表现

皮肤失去光泽，干燥、脱屑。

7. 代谢性酸中毒

轻症可无明显症状，重症可有疲乏、眩晕、嗜睡，感觉迟钝或烦躁。

8. 脱水或水肿

脱水指细胞外液减少引起的新陈代谢障碍，水肿是组织间隙有过多的液体积聚。

9. 电解质紊乱

①低钠血症和钠潴留；②低钙血症和高磷血症。

10. 代谢紊乱

患者多有明显的低蛋白血症和消瘦，此外尿毒症患者常有高脂血症。

四、药物、手术以外的恢复方法

1. 控制体重

肥胖患者患慢性肾病的风险是体重正常患者的 3～4 倍。对于肥胖患者要控制热量的摄入，坚持体育锻炼，保持体重平稳下降，切勿盲目节食，以避免过度减肥引起营养不良、神经性厌食等疾病，尤其不要盲目滥用减肥药物，避免肾脏受损。

2. 慎用药物

治疗疾病时要仔细看说明书，大多数药物均标注是否有肾毒性或禁忌证等，避免长期服用肾毒性药物。某些抗生素、多种镇痛药（如阿司匹林、吲哚美辛、布洛芬等）、各种血管造影剂及某些中草药（如关木通、雷公藤等）均可引起肾脏损害，应慎用。

3. 控制血压水平

对于高血压患者来说，控制血压在预防高血压肾病方面起着极其重要的作用。若血压在 140／90mmHg 以上，则应在专业医生指导下遵医嘱规律服用降压药物，不可擅自停药，防止出现严重的心、脑、肾等病变。

4. 控制血糖水平

糖尿病肾病的发病率亦呈上升趋势，目前已成为终末期肾脏病的第二位原因，仅次于各种肾小球肾炎。由于其存在复杂的代谢紊乱，一旦发展到终末期肾脏病，往往比其他肾脏疾病的治疗更加棘手，因此，及时防治对于延缓糖尿病肾病的意义重大。

5. 定期检查肾脏功能

最好每半年做一次尿液和血液的肌酸酐和尿素氮检查。女性怀孕时肾脏负担会加重。应该监测肾功能，以免妊娠毒血症变成尿毒症。

6. 脚心按摩法

中医认为，涌泉穴为肾经穴位，脚心的涌泉穴是浊气下降的地方。经常按摩涌泉穴，可益精补肾、强身健康、防止早衰，并能疏肝明目、促进睡眠，对肾虚引起的眩晕、失眠、耳鸣等均有一定的疗效。其方法是每日临睡前用温水泡脚，再用手互相擦热后，用左手心按摩右脚心，右手心按摩左脚心，每次超过 100 下，以搓热双脚为宜。此法有强肾滋阴降火之功效，对中老年人常见的虚热证效果甚佳。

7. 饮食疗法

肾功能不全食谱中为使摄入的蛋白质获得最大利用，不让其转化为能量消耗掉，在采取低蛋白质饮食的同时，还必须补充能量。每日每千克体重至少摄入 35 千卡的热量，主要由糖供给，可吃水果、蔗糖制品、巧克力、果酱、蜂蜜等。

要有合理的蛋白质摄入量。人体内的代谢产物主要来源于饮食中的蛋白质成分，因此，为减轻残存的肾的工作负担，蛋白质摄入量必须和肾脏的排泄能力相适应。比如，当血肌酐为 170～440μmol/L 时，蛋白质以每天每千克体重 0.6 克为宜，有大量蛋白尿者，每丢失 1 克尿蛋白，可额外补充 1.5 克蛋白质。当血肌酐超过 440μmol/L 时，蛋白质的摄入量应进一步减少，以每天总量不超过 30 克为好。但是，必须强调的是，如果一味追求限制蛋白质摄入，将会导致患者出现营养不良，体质下降，效果并不好。

肾功能不全食谱中食盐量应视病情而定，如有高血压、水肿者，宜用低盐饮食，每日 2 克盐。饮食提倡多用粗粮、小杂粮，饮水建议弱碱性水，适当运动可以改善人体酸碱度，维持人体 pH7.35～7.45 的弱碱性体质。

值得注意的是有一些食物虽符合前面的条件，如蛋黄、肉松、动物内脏、骨髓等，但由于它们的含磷量较高而不宜食用，因为磷的贮留可促使肾脏的功能进一步恶化。为减少食物中的含磷量，食用鱼、肉、土豆等，都应先水煮弃汤后再进一步烹调。

中医对肾脏的认识

一、肾脏的正常功能

肾为作强之官，在体合骨，其华在发，开窍于耳和二阴，在志为恐，在液为唾，与膀胱互为表里，在五行属水，为阴中之阴，与自然界冬季之气相通应。

肾的生理功能如下：

1. 肾藏精

肾具有贮存、封藏人身精气的作用。肾精来源于先天之精，赖后天之精的不断充养。先天之精又称肾本脏之精，禀受于父母，与生俱来，是生育繁殖，构成人体的原始物质；后天之精，来源于水谷精微，由脾胃化生并灌溉五脏六腑，成为脏腑之精。肾精为肾功能活动的物质基础，是机体生命活动之本，对机体各种生理活动起着极其重要的作用。

肾中精气不仅能促进机体的生长、发育和繁殖，而且还能参与血液的生成，提高机体的抗病能力。

2. 肾主水液

肾为水脏，主持和调节人体水液代谢。肾主水的功能是靠肾阳对水液的气化来实现的。一方面将水谷精微中具有濡养滋润脏腑组织作用的津液输布周身；另一方面将各脏腑组织代谢利用后的浊液排出体外。

3. 肾主纳气

肾有摄纳肺吸入之气而调节呼吸的作用。肺吸入之气，必须下归于肾，由肾气为之摄纳，呼吸才能通畅、调匀。正常的呼吸运动是肺、肾之间相互协调的结果。所以"肺为气之主，肾为气之根，肺主出气，肾主纳气，阴阳相交，呼吸乃和"。

4. 主一身阴阳

肾精属阴，肾气属阳，肾气是由肾精化生的。肾阴又称元阴、真阴，为全身诸阴之本，对机体各脏腑组织起着滋养、濡润作用；肾阳又称元阳、真阳，为全身诸阳之根，对机体各脏腑组织起着推动、温煦作用；二者相互制约、相互依存、相互为用，维持着人体生理上的动态平衡。

二、肾功能减退的原因

1. 体虚劳倦

先天禀赋薄弱，或年老体弱，肾气亏虚，或久病缠身，劳倦过度，纵欲无节，生育过多，妊娠，产后，损伤脾肾之气。

2. 饮食不节

久嗜醇酒、肥甘、辛辣之品，损伤脾胃，内湿自生，酿湿生热，阻滞于中，湿热下注。

3. 情志内伤

情志失调，劳神太过，则心阳独亢，心阴被灼，心火不能下交于肾，肾水不能上济于心，心肾不交；思虑太过，所欲不遂，损伤心脾，脾气下陷，气不摄精；郁怒紧张致肝气郁结，疏泄失调，影响三焦水液代谢及肾阳的气化功能。

4. 外邪侵袭

外感湿热秽浊之邪，蕴结下焦。

以上诸因均可导致湿热蕴结下焦，肾与膀胱气化不利，肾失封藏，致肾功能减退。

三、肾功能减退对人体造成的影响

肾藏精功能失常导致性功能异常和生殖功能下降，出现遗精、早泄、不育、女子经少及经闭等，也会影响到人体的生长发育，如发育迟缓、筋骨痿软等；成年则出现未老先衰、齿摇发落等。

肾主水功能失调，气化失职，开阖失度，就会引起水液代谢障碍。气化失常，关门不利，阖多开少，小便的生成和排泄发生障碍，可引起尿少、水肿等现象；若开多阖少，可见尿多、尿频等症状；若水道不通，又可见小便频急、淋漓不尽、尿道涩痛的淋证。

肾的纳气功能减退，摄纳无权，吸入之气不能归纳于肾，就会出现呼多吸少、吸气困难、动则气喘等肾不纳气的病理变化。

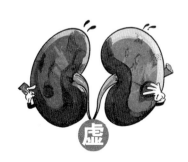

肾阴和肾阳的动态平衡遭到破坏而又不能自行恢复时，即能形成肾阴虚和肾阳虚的病理变化。肾阴虚，则表现为五心烦热、眩晕耳鸣、腰膝酸软、男子遗精、女子梦交等症状；肾阳虚，则表现为精神疲惫、腰膝冷痛、形寒肢冷、小便不利或遗尿失禁，以及男子阳痿、女子宫寒不孕等性功能减退和水肿等症状。病情发展到一定程度，可阴损及阳，阳损及阴，发展为阴阳两虚。

肾功能减退也可累及其他脏腑。肾阴亏虚，水不涵木，肝阳上亢，可致眩晕；肾不纳气，气不归原，可致哮喘；肾水不足，阴不济阳，心肾不交，可致心悸、失眠；肾精亏损，脑髓失充，可致健忘、痴呆。

四、药物、手术以外的恢复方法

1. 节欲保精法

收心神、节情欲、调七情、省操劳以保养阴精，使肾功能恢复、肾精充盈固秘而延年益寿。肾气与自然界冬季之气相通应，冬季的岁运，正常为"静顺"，万物归藏，顺应四时阴阳变化来调理肾，使其恢复阴平阳秘，封藏有节。

2. 食疗法

低盐、低脂、优质蛋白饮食，保证充足的能量摄入，忌辛辣、刺激性食物及烟酒等不良嗜好。例如薏苡仁健脾利湿，玉米须利尿，白扁豆治水肿，葡萄滋补强壮、补心利尿，猪肾补肾气、通膀胱、消积滞、止消渴，豇豆健脾补肾，粟米益气和胃、养肾气、利小便，狗肉补中益气、温肾助阳，核桃补肾固精强腰，山药补脾养胃、滋肾益精，枸杞子补肾养肝，何首乌固精益肾，刀豆温中补肾。

亦可用药膳治疗，如蚕豆粥（蚕豆 60 克、粳米 100 克），山药粥（山药 50 克、粳米 100 克），黄芪薏仁粥（生黄芪 30 克、生薏苡仁 30 克、赤小豆 15 克、鸡内金粉末 9 克、金橘饼 2 枚、糯米 30 克），仲腰花（杜仲 12 克、猪肾 250 克、青椒 15 克、绍酒 25 克、葱 50 克、生姜 10 克、大蒜 10 克，炒食）等。

3. 运动、导引疗法

试验研究发现长期中等强度运动训练对自发性高血压慢性肾功能衰竭大鼠模型保护肾功能的作用，有氧运动对糖尿病肾损伤大鼠有保护肾功能的作用。呼吸导引操有助于肺肾两虚患者的康复。适当运动有助于肾功能的恢复。

4. 针灸、推拿、拔罐、刮痧、耳针疗法

可按揉肾俞、三焦俞、命门、关元、气海、阴陵泉、阳陵泉、三阴交、风池、合谷、太冲，拿揉太溪、昆仑，擦腰骶部。耳穴可选神门、肾穴、脾穴、肝穴、肾上腺穴、内分泌穴、交感（内）、膀胱。

5. 气功疗法

太极拳、五禽戏、六字诀等，使气血和畅、经络疏通、阴阳平衡，以强体健身、防治疾病，使肾功能逐渐得以恢复。

五、预防

劳逸结合，保证充足睡眠，适当锻炼身体，避免纵欲过劳，正所谓"善养生者，必宝其精，精盈则气盛，气盛则神全，神全则身健，身健则病少，神气坚强，老而宜壮，皆本乎精也"。

饮食宜低盐、优质蛋白、清淡、易消化，不应过食肥甘辛辣醇酒，尽量避免使用对肾脏有损害的药物。

保持心情舒畅。

注意外阴清洁，多饮水，不憋尿。

注意腰部保暖，避免风邪外袭；感冒流行季节，外出应戴口罩、避免去公共场所；居室宜通风；平时避免冒雨涉水，或湿衣久穿不脱，以免湿邪外侵。

肾气与自然界冬季之气相通应，注意冬季保养藏精。按子午流注养生，酉时 17:00—19:00 足少阴肾经气血最旺，肾在此时进入贮藏精华的时辰，此时宜适当休息。

肾脏检查

临床上，肾脏的检查内容包括一般化验、生化测定、血清免疫学化验、内分泌测定、分子生物学实验、病理学检查和形态学检查等。而尿液是在肾脏形成和经肾脏排泄的，所以肾脏疾病往往能从尿化验中反映出来。某些肾脏病，特别是病情较轻时，有时尿化验异常是唯一的诊断依据。所以，怀疑肾脏病就应进行尿化验，首先做尿常规检查。

而且，从生理角度上讲，肾单位具备三种功能，即肾小球滤过功能、肾小管重吸收功能和排泄功能。在临床上检查这三种功能衍生出许多检查项目。

1. 肾小球功能检查

①肾小球滤过率；②肌酐清除率；③血清肌酐；④血尿素氮；⑤血 β_2 微球蛋白；⑥血红蛋白酶抑制物。

2. 肾小管功能检查

①近端肾小管重吸收功能检查，包括尿 β_2 微球蛋白、尿 α_1 微球蛋白、尿视黄醇结合蛋白及尿溶菌酶测定等；②远端肾小管重吸收功能检查，包括尿渗透压测定、尿浓缩功能试验等；③尿酸化功能检查，如检测肾小管酸中毒。

除此之外，我们应该如何评价肾脏的功能呢？

标准的肾功能测定方法是"内生肌酐清除率"检测。肌酐是肌肉的分解产物，当肌细胞死亡后分解入血。即使在健康人群，每天都有小部分肌细胞死亡，并由新的肌细胞来代替。一旦肌细胞死亡，就会产生肌酐，所以，通常血液中会含有一定水平的肌酐。如果肾脏正常工作的话，它们可以将肌酐从血液中过滤出来，再释放入尿液中，从而降低血肌酐的水平，使血肌酐保持在一个基本稳定的水平。

血肌酐水平较低往往可以证明两侧肾脏是健康的：如果肾脏不能良好的工作，血肌酐水平就会上升，当肾小球滤过率下降到正常的 50% 以下时，血肌酐才开始迅速上升，因此，当血肌酐明显高于正常时，通常表示肾功能已经受到损害。

正常的血清肌酐水平约为 1.0mg／dl，当肌酐上升到 1.6mg／dl 时，则提示肾脏功能异常，如果肌酐进一步上升到 3.0mg／dl 时，就需要格外关注肾脏的情况。老年人体内肌肉所占的比例较低，所以，血肌酐水平也较年轻人低，即使肌酐轻微地上升也可能提示存在肾功能的损害。

第六节　检查篇

在中国，卫生事业必须从过去的重治疗转换为以预防为主，人们必须树立正确的健康观——"4P"医学：预测（predictive）、预防（preventive）、个体治疗（personalized）、参与（participatory），具体包含三个操作部分：自我监测（自查）、了解自己（基因检测）、重点监测（有针对的常规体检）。

一、身体自我监测

人体是一台非常精密的仪器，它自身有一套非常完善和准确的报警系统、自我保护和自我修复系统，我们要重视并善于运用这些系统为自己的健康服务，回归到健康管理的本质，就是要达到身体的自我感受非常良好。

表4是人体常见的人体预警系统预警及应对措施：

表4　身体自我检查表

序号	身体状况	可能原因	对应常规检查	对应基因检测
1	头晕、头昏	早晨醒来后头晕、头昏，可能出现颈椎骨质增生或血黏度高等疾病	颈椎正位片、经颅多普勒超声检查（TCD）	心脑疾病风险检测
2	心慌、饥饿感	凌晨4:00—5:00醒来有强烈的心慌、饥饿感，提示可能有糖尿病倾向	血糖检测	糖尿病风险检测
3	清晨浮肿	如果在起床活动20分钟之后还不彻底消失，则提示可能有肾病或心脏病	心电图、肾功能检测	心脑疾病、肾病风险检测
4	棕色尿液	提示肝脏可能出现问题	肝功能检测	肝癌风险检测
5	口臭	可能是胃或肝出现问题，或是牙周病引起	胶囊胃镜、肝功能检测	胃癌、肝癌风险检测

序号	身体状况	可能原因	对应常规检查	对应基因检测
6	口中有氨味	要格外注意肾脏的健康	肾功能检测	肾病风险检测
7	眼睑苍白	提示可能患缺铁性贫血	血常规	血液疾病风险检测
8	眼角出现模糊的灰环	说明心脏可能有问题，中年男性应马上与医生联系	心电图	心脑疾病风险检测
9	脸色潮红	可能与心脏病或高血压有关	心电图、血压、血脂检查	心脑疾病风险检测
10	恶心、想吐	除去怀孕的原因，若每天早上都如此，可能是慢性胃炎	胶囊胃镜、C13检测	胃癌风险检测
11	舌面白而呈毛茸状态	提示免疫系统功能严重失调或身体出现某种癌变	血常规、癌胚抗原、糖蛋白	肿瘤风险检测
12	手发抖	可能是甲亢，也可能是帕金森病	甲状腺功能检查	—
13	吃油腻食物后上腹疼痛，并放射到右肩背部	很可能是患有肝胆疾病	肝功能检测	肝炎、肝硬化风险检测
14	食欲亢进，体重却减轻	可能患甲状腺功能亢进症	甲状腺功能检查	—

序号	身体状况	可能原因	对应常规检查	对应基因检测
15	见到油腻就恶心，易疲劳	可能是患肝炎	肝功能检测	肝炎、肝硬化风险检测
16	爬楼梯时心慌、胸闷	提示心脏功能较弱	心电图、血压、血脂检查	心脑疾病风险检测
17	指尖比指节更粗大	可能患有较严重的肺部疾病	胸部正位片	肺癌风险检测
18	指甲生长缓慢，没有光泽且变黄变厚	提示淋巴系统出现问题	血常规检查	血液系统疾病风险检测
19	手掌泛红	肝脏出现问题时，因激素失调，手掌会发红	肝功能检测	肝炎、肝硬化风险检测
20	手掌潮湿	过度兴奋或紧张时手掌会出汗，若常如此则可能是甲状腺异常	甲状腺功能检查	—
21	黑痣变大或新长出痣	当心皮肤癌的侵袭	—	皮肤癌风险检测
22	皮肤上出现非摩擦所致的红斑	有可能是肝病的前兆	肝功能检测	肝炎、肝硬化风险检测

续表

序号	身体状况	可能原因	对应常规检查	对应基因检测
23	必须高枕头才能入睡	提示心脏功能弱	心电图	心脑疾病风险检测
24	经常因脚抽筋而惊醒	提示可能是缺钙或动脉硬化	动脉硬化检测	心脑疾病风险检测
25	乳头回缩或偏移，乳房皮肤有酒窝	可能有乳腺癌	乳腺彩超或乳腺钼靶	乳腺癌风险检测

二、常规体检

常规体检（表5）是预防疾病的重要手段，特别是通过基因检测拿到自己的"身体结构"说明书后，更要对身体有"结构隐患"的"部件"重点监控，而重点监控就要时常通过常规体检来实现。

表5　常规体检（部分）

1	一般检查	了解身高、体重、体重指数、血压状况等
2	内科常规检查	对心脏、肺脏、肝脏、脾脏、神经系统等进行全面检查，发现可能存在的阳性体征，及时发现疾病和提出治疗建议
3	外科常规检查	检查全身皮肤、浅表淋巴结、甲状腺、脊柱、四肢、关节、外生殖器、乳房、肛门、直肠等重要组织器官，发现可能存在的阳性体征

4	眼科常规检查	对外眼、辨色力、视力、眼结膜、眼球等进行全面检查，及时发现眼科疾病
5	口腔科常规检查	对唇、口腔黏膜、齿、牙周、舌、腭、腮腺、颞下颌关节等进行全面检查，及时发现口腔疾病和牙病，提出保护牙齿的方法
6	妇科常规检查	检查女性外阴皮肤、颜色是否正常，有无溃疡、皮炎、赘生物等；检查阴道及官颈有无肿物、溃疡、糜烂、息肉，了解官颈大小等；检查子宫底的位置、大小、活动度等，了解卵巢及输卵管的情况
7	耳鼻喉科常规检查	对外耳、外耳道、鼓膜、外鼻、鼻腔、鼻窦、咽部、扁桃体、鼻咽部、喉部等处进行详细的检查，及早发现病变
8	肝功能六项	通过对肝脏酶的检测，可反映肝细胞受损情况
9	乙肝六项	检测乙肝病毒感染情况
10	肾功三项	综合反映肾小球的功能，肾小球滤过功能，评估肾功能变化，也用于高尿酸血症、痛风的诊断
11	血脂四项	血脂异常与动脉粥样硬化的形成有明确关系，动脉粥样硬化常导致动脉管腔闭塞或管壁破裂出血等严重后果
12	血常规（24项）	是最基础的血液检测项目，可检测血液有形成分（红细胞、白细胞、血小板）的数量和质量及各种相关参数。从而了解机体是否有贫血、感染及其他血液系统疾病等

13	宫颈刮片	宫颈刮片是目前广泛检查宫颈癌最简便常用的诊断方法
14	白带常规	通过白带常规检查阴道pH值、阴道清洁度、阴道微生物、白带性状等检查指标
15	幽门螺杆菌抗体（Hp-Ab）	用于胃幽门螺杆菌感染的初筛
16	空腹血糖（GLU）	用于糖尿病的早期筛查
17	尿常规	根据分析和镜检，观察尿液中的成分变化，及早发现泌尿系统和其他相关疾病
18	泌尿系统彩超	检查双肾、双输尿管、膀胱是否具有病变情况
19	乳腺彩超钼靶检查	对乳腺增生、乳腺纤维瘤、乳腺癌等具有重要的诊断意义
20	消化系统彩超	检查肝脏、胆囊、胆管、脾脏、胰腺等是否具有病变
21	子宫附件彩超或阴道彩超	对子宫、输卵管、卵巢等部位或阴道的病变具有重要的诊断意义
22	胸部正位片（DR）	检查两肺、心脏、纵隔、膈、胸膜，判断有无炎症、肿瘤等
23	静态心电图检查（ECG）	用于心肌梗死、心律失常、心肌缺血等心脏疾病的检查

24	人体成分测定	通过测定分析基础代谢率、肌肉量、脂肪量和比率、水分、内脏脂肪等级等，分析人体成分
25	肿瘤标志物	甲胎蛋白（AFP）、癌胚抗原（CEA）、糖类抗原（CA125）、糖类抗原15-3（CA15-3）、糖类抗原199（CA199）。检查身体是否有癌症存在
26	甲状腺功能7项	TT_3（三碘甲状腺原氨酸）、TT_4（甲状腺素）、TSH（超敏促甲状腺激素）、FT_3（游离T_3）、FT_4（游离T_4）、TPO-Ab（甲状腺过氧化物酶抗体）、TG-Ab（甲状腺球蛋白抗体）。用于检查甲状腺的功能是否正常

《黄帝内经》中有"圣人不治已病治未病，不治已乱治未乱"，并有"上医治未病，中医治欲病，下医治已病"。可见中国古今均非常重视治未病的健康理念，而治未病的首要问题就是对身体的监控和检查，正确的、完善的检查机制是治未病的重要前提。

目前，一般体检机构提供的都是"套餐式"的服务，其内容往往是根据价格的不同来制订的，价格越高，体检的项目越多。然而实际上，科学的体检并不一定要项目多，"大包大揽"不一定能做到有的放矢。只有针对性地选择体检项目，才能做好对疾病的预警。

1. 男女有别

男人和女人除在生殖系统上的显著差异外，激素和生活方式等差异也会造成男女的诸多不同。女性一般到 30 岁，要做第一次乳房检查，如彩超检查；35 岁以上可以考虑做性激素检查；40 岁以上可以加做乳腺钼靶检查。而宫颈涂片的检查，要求在 18 岁（或者性行为以后）做第一次检查。以后 1~3 年检查一次。在获得连续三次阴性结果后，检查间隙可以适当延长。男性 40 岁开始做第一次前列腺检查。

2. 不同职业人群的体检重点

教师由于粉尘对肺部和咽喉部的刺激，以及长期站立和不良坐姿对腰椎、颈椎的影响，应着重做胸片、耳鼻喉科常规检查、腰（颈）椎正侧位片检查；销售人员饮食常常不规律、饮酒量大，易造成消化道疾患，可加做胃镜、幽门螺杆菌等检查；伏案工作的办公室一族最应注意的是颈椎和腰椎，等等。另外，长时间坐或者立，还应注意代谢异常的情况，应注意颈椎正侧位片、腰椎正侧位片、血脂和血糖的检查。

3. 以家族史、个人病史为依据

某些疾病有较为明显的家族聚集性，如糖尿病、脑卒中、冠心病、乳腺癌、结肠癌等。如果您有明确的某种疾病的家族史，应增加与之相关的体检项目。如一个一级和二级亲属都曾患有结肠癌的人，应增加相应的肿瘤标志物检测，以及大便潜血的检查。对于有冠心病家族史的中年人，则应增加冠心病危险因子、血脂全套、动态心电图等检查。另外，还应根据自己既往的健康情况，有针对性地增加一些随访、复查的项目，比如有慢性乙肝病史者，患肝癌的危险性会显著上升，应该定期检查甲胎蛋白。

4. 准备怀孕的夫妇可以加做孕前女性优生特殊体检项目

如致畸八项、微量元素、支原体、衣原体、地贫基因筛查、G–6PD（葡萄糖 –6– 磷酸脱氢酶）试验等，男性可以再加做精子常规。

5. 处于更年期，若有需要，可以加做更年期性激素三项

6. 老年人体检重点需要重点关注的必查项目

（1）心脑血管检查

这是老年人体检的重点。包括测血压、心电图、脑动脉检查，以了解血压、心肌和脑供血情况、心律失常等。

（2）B超及胸部摄片

B超检查可发现是否有肝、胆、膀胱肿瘤或结石，颈部彩超可了解颈动脉内壁是否有斑块。由于这是一种无创伤检

查，所以老年人可进行多次检查。胸部摄片可早期发现肺结核、肺癌。

（3）血糖和血脂

肥胖或患有高血压、动脉硬化的老年人尤应注意此项。

7.老年人还应该增加的项目

（1）查眼底

可及早发现老年性白内障、原发性青光眼。患有高血压、冠心病、糖尿病的患者，可通过查眼底反映出动脉是否硬化。

（2）检测骨密度

老年人容易患骨质疏松，因此 50 岁以上的男性和 45 岁以上的女性应进行骨密度检测。

（3）大便潜血试验

50 岁以上的老年人，尤其是老年男性应将其列入体检"补充清单"，以了解是否有消化道疾患。

（4）查肿瘤标志物

肿瘤标志物应作为老年人必查项目。同时，因近年来癌症的发生有年轻化的趋势，建议有家族史或相关危险因素的年轻人也要重视这类检查。

体检也有许多注意事项：为使检查结果客观反映身体状况，体检者须做适当准备。一般要求体检或抽血检查时，应处于安静状态，生活饮食处于日常状态。而运动、过度空腹、饮酒、吸烟及姿势体位等均可影响某些检验结果。故在体检前，还应注意以下几点。①空腹：一般体检前一天晚餐后不再进食。但空腹时间并不是越长越好，一般空腹6小时以上即可，但血脂检查要求空腹12~14小时。②食物：一般体检前不宜吃辛辣肥厚之品。如检查血脂，前一天不宜吃鸡蛋等含脂肪高的食品。酒类、咖啡、茶、可乐等亦不宜饮用。③药物：如有可能，停服一切药物（包括保健药品）。④体检或抽血检查前，不宜做剧烈运动，并保持平和心境，不宜激动。⑤女性做妇科检查或尿检时应注意避开经期，最佳时间应选择月经干净后3~7天。做阴道镜检查应在月经干净3天以后，3天内不要阴道内冲洗或使用阴道内药物。⑥未婚者禁妇检。⑦查性激素六项最佳时间为本次月经来潮第3~5天，需空腹抽血。⑧做腹部超声体检者需空腹。做妇科超声体检者需有强烈的排尿感（阴道彩超检查可不胀尿、处女禁阴道彩超）。⑨乳腺彩超、钼靶检查最佳时间应选择月经来潮第7~10天。⑩若做HPV检验，需要之前24小时不要有性生活，3天内不要做阴道内冲洗或使用阴道内药物。TCT液基细胞学检测，可提高早期宫颈癌及癌前病变敏感性和准确性。TBS（宫颈细胞学涂片）可诊断早期宫颈癌及癌前病变。已做TBS、TCT、HPV检查者一周后才能有性生活。⑪糖类抗原125（CA125）：是测定卵巢癌和子宫内膜癌的标志物。糖类抗原15-3（CA15-3）：是测定乳腺癌、肺腺癌的标志物。⑫做夫妻优生体检项目等，需禁房事3~7天。

三、基因检测

基因与疾病的发生有一定的关系，具体基因的作用原理与疾病的发病关系和基因检测的意义，见图2~6。

1. 基因的作用原理

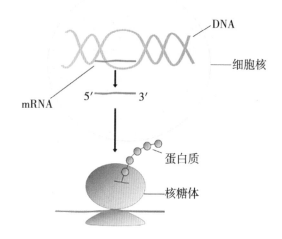

图2　基因的作用原理图

2. 疾病分子发病机制

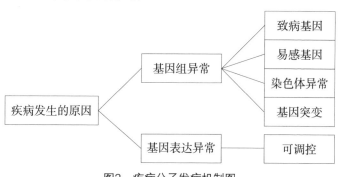

图3　疾病分子发病机制图

3. 基因与疾病

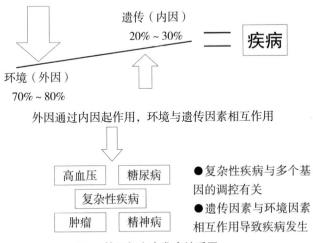

图4　基因与疾病发病关系图

4. 基因检测的意义

通过基因检测，获取自己身体"结构情况"的说明书：

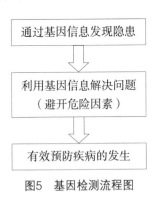

图5　基因检测流程图

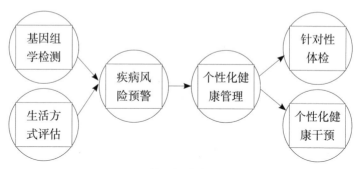

图6　基因组学检测意义

每一个人都应了解自己的基因，自主把握未来的健康。

第四章　减　癌

第一节　中西医对癌症的认识

　　我们在临床工作和实际生活中发现，许多肿瘤患者和家属往往被误导，普遍认为活血化瘀容易导致肿瘤扩散，这是不科学的，也是不正确的。这也是典型的用僵化的教条的过时的西医的思维，断章取义来理解活血的作用，以致混淆人们的视听，误导患者及其家属。事实正好相反，活血化瘀类药大多对肿瘤有很好的治疗作用，更不用说导致肿瘤的扩散和复发，而且现在的医学科学也这样认为。

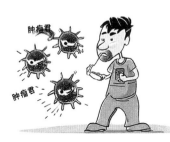

　　肿瘤大多数有形状，以体内细胞组织发生异常增生增殖为其基本特征，我们在临床观察到癌症患者多呈瘀象，表现为肿块逐渐肿大，表面高低不平，质地坚硬，疼痛、出血、面色暗黑、肌肤不平、舌质紫暗或有瘀点、瘀斑，脉细等。因此血瘀是癌症的重要表现之一。

癌细胞可以分泌癌凝因子，造成血液高凝，癌症患者血液黏稠浓聚，高黏滞状态异常率达 82.7%。癌症同时伴有血液黏稠度的升高，为转移复发创造了条件，尤其是血行播散。癌栓的形成和滞留是癌转移的关键。从试验研究结果来看，肿瘤患者存在不同程度的外周微循环障碍、血液流变性和凝固性的异常，而这三方面均可视为肿瘤微观血流障碍症状的具体表现。而活血化瘀药可通过抑杀癌细胞，改善血液高黏稠、高凝状态等方式抑制肿瘤转移，对抗基因突变，或直接细胞毒作用，以及诱导肿瘤细胞凋亡等抑制肿瘤细胞生长增殖发育。所以活血化瘀疗法是防治肿块的方法之一，对于改善患者症状，如疼痛、发热等病理体征疗效确切。我们同时观察到癌前病变也多以血瘀为主要病理变化及表现，如胃癌前病变在胃镜下表现为血瘀，而这种环境更适合肿瘤的发生、发展，因而引起癌前细胞突变。

我国历代中医学家大部分认为积、癥、瘕及肚腹结块等皆与瘀血有关。《医林改错》中曰："肚腹结块，必有形之血。"说明腹内有形的包块多由瘀血所致。针对瘀血而采用的活血化瘀法是肿瘤临床常用治疗方法之一。活血化瘀法不但能祛邪消瘤治疗肿瘤，亦可配伍他法对瘀血引起的发热、瘀血阻络引起的出血、血瘀经络所致的疼痛等起到一定效果。现代医学通过对活血化瘀与肿瘤血管生成关系的研究，也已经证明活血化瘀可以通过有针对性和有效性的抗肿瘤血管生成，从而有助于防止癌前病变恶化，对预防肿瘤的发生、发展具有一定的作用。

第二节　减癌方法

一、情志减癌

大家都知道精神对一个人的身体健康起到决定性的作用。

人类作为高等动物，除生理活动外，还有丰富多彩、纷繁复杂的心理活动。心理活动可以说伴随人的一生，也影响着人的一生。好心情对于人类健康非常重要，现代医学在 19 世纪创立心理治疗，心理咨询兴起于 20 世纪，主要解决人们在日常生活中出现的心理困惑及烦恼。

中医对于心理学的认识源远流长，自古就认识到心理对健康的影响，中医学称其为情志致病，并由此衍生出"情志医学"。情志医学是研究人的情志活动即心理活动对人体健康的影响的学问，也可称为"中医心理学"或"中医心身医学"。

情志，即喜、怒、忧、思、悲、惊、恐人的七种情绪，可以令我们身体保持健康，也可以使我们生病。既然现在我们已经领悟到这一点，那就到了将它付诸实践的时候。换句话说，是到该进行"清洗"的时候了。不过这一任务并不简单。我们如何使身心和谐统一，如何变得更加明智、更加健康？要想找到相关的建议或许并不难，因为现在的"专业"到处都是。关键问题是，要清楚：任何事物的变化，都有两重性，既能有利于人，也能有害于人。同样，人的情绪、思想、态度和行为、情感的变化，亦有利有弊。如《养性延命录》所说："喜怒无常，过之为害。"《三因极一病证方论》则将喜、怒、忧、思、悲、恐、惊正式列为致病内因。

中医认为情志与人体脏腑关系密切，与人体的生理、病理变化有密切关系。人有复杂多样的心理活动，总结归纳起来可以分为喜、怒、忧、思、悲、恐、惊，即七情。七情与人体五脏相对应，肝在志为怒，心在志为喜，脾在志为思，肺在志为忧，肾在志为恐。当七情在一定的范围和程度内变化，为人体自我所能控制调节时不会引起疾病，但是当情志活动异常且持久存在，刺激人体就会产生一系列疾病。七情内伤以损害脏腑为主要特征。中医认为不同的情志异常致病时各自影响不同的脏腑，如喜伤心、怒伤肝、思伤脾、悲忧伤肺、惊恐伤肾。

现在已经领悟和明白情志对人体的两重性，如何去驾驭情志为我们带来心身的和谐，创建身心的和平共处？

1. 心胸开阔——良好积极的心态

这些年随着社会生存环境的巨变、工作和生活节奏的加快，各种应激因素加剧，由社会、心理等因素导致的情志疾病的发病率日渐增高，成为威胁我们身心健康的隐患，为之担忧，高度关注必有其原因。

"癌"！这个字近年来频频地出现在大家的生活中，已经严重地影响并干扰每个人的内心世界，加上新闻时常报道，某某人得了鼻咽癌、肺癌、食管癌、胃癌、肝癌、直肠癌、乳腺癌、皮肤癌、宫颈癌等；只要一听到"癌"夺去生命，更加加剧大家对"癌"的恐慌，一谈到"癌"就色变。

每年单位都组织员工上各大医院进行一次全身体检，通过各种仪器检查，难道就是希望尽早检测出癌症吗？相信这个答案，不是每个人所期待的。

对自己负责，对自己的健康负责，健康应该在于早日有意识的预防。

癌是指起源于上皮组织的恶性肿瘤，是最常见的一类慢性病。一般人们所说的"癌症"习惯上泛指所有恶性肿瘤。肿瘤是机体在各种致瘤因素作用下，局部组织的细胞在基因水平上失去对其生长的正常调控导致异常增生与分化而形成的新生物。新生物一旦形成，不因病因消除而停止生长，它的生长不受正常机体生理调节，而是破坏正常组织与器官，这一点在恶性肿瘤中尤其明显。与良性肿瘤相比，恶性肿瘤生长速度快，呈浸润性生长，易发生出血、坏死、溃疡等，并常有远处转移，造成人体消瘦、无力、贫血、食欲不振、发热及严重的脏器功能受损等，最终造成患者死亡。

由于癌症严重地威胁着人类的生命，而目前也没有完全有效的治疗方法，所以人们常常谈癌色变，不知道如何对待这个劲敌。

其实癌症不是"死刑"。国际抗癌联盟认为，1／3 的癌症是可以预防的，1／3 的癌症如能早期诊断是可以治愈的，1／3 的癌症可以减轻痛苦，延长生命。据此提出恶性肿瘤的三级预防概念：一级预防是消除或减少可能致癌的因素，防止癌症的发生。约 80% 的癌症与环境和生活习惯有关，改善生活习惯，如戒烟，注意环境保护较为重要。近年来的免疫预防和化学预防均属于一级预防，如乙型肝炎疫苗的大规模接种，选择性环氧化酶 2（COX-2）抑制剂对结直肠腺瘤进行化学预防等。二级预防是指癌症一旦发生，如何在早期阶段发现并予以及时治疗。对高发区和高危人群定期检查，一方面从中发现癌前病变并及时治疗，另一方面尽可能发现较早期的恶性肿瘤进行治疗，可获得较好的治疗效果。三级预防是治疗后的康复，提高生存质量，减轻痛苦，延长生命。包括各种姑息治疗和对症治疗。

了解情志的两重性，用情志减癌的方式来对抗，从而达到身心合一，里外合应；而非想尽各种不同的方式来彻底消灭癌细胞的"对抗"方式，仿佛癌细胞是外来物，是侵入者，与我们——也就是身体的主人无关。

情志减癌，喜、怒、忧、思、悲、惊、恐都是双刃剑，凡事都应一分为二去看，把握好一个度真的很重要，学会正确科学合理地释放内在负面能量带来的一切痛苦。

2. 恢复我们身体内强大的免疫系统功能

中医养生主张形、神俱养，首重养神。中医认为"得神者昌，失神者亡"。调神摄生，首贵静养。因此，养神之道贵在一个"静"字，使人的精神情志活动保持在淡泊宁静的状态，做到摒除杂念，内无所蓄，外无所逐。因为在这种状态下，"清静则肉腠闭拒，虽有大风苛毒，弗之能害"，有利于防病去疾，促进健康；有利于抗衰防老，益寿延年。

中医的最高境界是养生，养生的最高境界是要养心。要做到少思寡欲，有赖于思想的纯正，克服个人主义、利己主义，提倡知足常乐。在生活中，保持达观的处世态度，避免无原则的纠纷。要做到心神宁静，需注意闭目定志，眼为心灵之窗口，闭目养神有利于心静神凝。尤其人在精神紧张、情绪激动、身心疲劳的情况下，闭目养神片刻，往往能使人心平气和，思绪冷静，精神内守，坦然舒畅。

澳大利亚有两位著名的科学家曾经做了一个很有意义的动物实验：将条件完全相同的实验白鼠随机地分成两组（实验组和对照组）。两组给予完全一样的饲料喂养，但是它们的饲料中都同时加入微量同种致癌物质，所不同的是对照组给予舒适安逸的环境，而实验组则经常给予干扰和惊吓（干扰和惊吓的方式是采用不定时敲打铁笼和在铁笼周围放猫的方法），结果发现实验组的肿瘤发病率明显高于对照组。现实生活中，在同一区域内人类赖以生存的基本物质条件，即空气、水、食物都相差无几，而且都不可避免地受到致癌物质的污染，在这种情况下，有的人患癌，有的人不患癌，虽然原因是多方面的，但个体心理因素对癌症的发生和发展有着重要的影响。心理因素在癌症发生、发展中的作用不可小视。

那么，癌症的发生到底与人们的精神心理因素是怎样的关系呢？首先，那些不善于表达或发泄自己的情绪（如焦虑、抑郁、愤怒、害怕、绝望等），尤其是经常竭力压制这些情绪反应的人，心理学上称为"C型人格"。这类人由于负性情绪常不能及时宣泄，经常感觉无力应付生活的压力，进而感到绝望和孤立无援，这类人的癌症发生率比其他性格类型人群明显升高。其次，重大负性生活事件的影响。负性生活事件是指那些对个体而言痛苦的、较长时间影响的生活事件。升学压力、工作压力、生活经济压力、亲人的生离死别、感情受挫等事件带来的精神心理压力，当这些负性生活事件带来的不良情绪不能及时得到调整，持续时间越长，与癌症的发生关系越密切。

最后，个人应付生活事件的能力。这种能力是指个人对于内外环境变化做出反应及达到预期的能力。社会的急速发展与变化，给每个人都带来了巨大的精神心理压力。是否能良好适应环境变化，恰当调整自我心态与行为，对保持良好的精神心理状态，较好地实现自我目标，有极其重要的影响。适应不良、不能处理好生活中已发生的和可能发生的各种变化，必然造成心理上的负担，导致精神的异常，并最终对机体的正常功能产生干扰、破坏作用。

所以，应做到充分的认识，癌症不仅是严重的躯体疾病，同时也是严重的精神心理疾病。目前，我们对于精神心理因素对癌症发生的重视还非常不够，在癌症的预防和治疗中，常常忽视精神心理因素的作用。培养并保持一个良好的个性人格，努力提高自我生活能力及合理处理好各种压力，对防止癌症的发生有十分重要的意义。即使在癌症已经发生后的治疗中，精神心理因素的干预也是极为有益的。如果一个癌症病人，通过及时的心理疏导及干预，从最初的恐惧、排斥、拒绝、绝望情绪中走出来，最终以积极的心态面对，积极配合治疗，不仅可使癌症病情得到有效控制，而且也会对今后的人生充满信心和希望。

3. 情志，癌症的"活化剂"

近20年来，随着社会的不断进步，生存压力的逐渐增大，人类疾病谱已经发生根本性变化。癌症已经成为危害我国人民健康的主要疾病，它不仅是一种身体组织的疾患，也是一种心理因素占据很大影响的疾病。心理因素对癌症的发生、发展及转移起着"活化剂"作用。当一个人长期处于孤寂、悲戚和绝望等负性情绪下时，就会导致内分泌紊乱，使免疫功能减弱，从而使致癌细胞突发性增殖。反之，如果癌症患者能保持积极、乐观的心态，往往能使治疗取得很好的效果。这方面的例子也有很多。

癌症病人忌忧思郁怒，宜消除紧张情绪。精神和肉体是紧密相关的，是一个整体中互相紧密联系的两个要素。紧张情绪也是产生多种疾病的原因。对于癌症病人，要设法从各方面减轻精神负担，包括有效的治疗、亲友的安慰、求实的态度和信心等，良好的精神状态有利于自身免疫功能的恢复和增强。与此同时，还要学会生理上的"放松"，要有意识地学会使全身肌肉、神经放松，身体各部位放松。若做到心、身两方面的放松，久而久之，病人就会感到全身轻松舒坦。有求生意志，就得有乐观的情绪。大家都知道疾病与忧愁、悲伤、惊恐等因素的关系，因此在任何情况下，都要保持性格开朗、情绪乐观。虽然现代的各种治疗技术越来越发达，可以治疗、治愈很多疾病，但由于情绪不佳，精神压抑，复发和转移的可能性要大于那些情绪乐观、精神振奋的人。

因此，对于癌症患者来说，有必要重新认识癌症，了解自己的病情，在科学治疗的同时，修身养性并控制自己的情志，保持健康的心理。

癌症并没有那么可怕，最可怕的是无法驾驭好自己的情绪；对于癌症，不要试图去对抗它，应努力去悦纳它，它也是你身体的一部分；保持积极阳光的生活态度；癌症不是死亡通知书，告诉自己，情志减癌，你可以活得更精彩，活得更幸福！

随着环境问题的恶化，我国癌症发生率近年来显著上升。WHO发表的《全球癌症报告2014》显示，2012年全球肿瘤患者和死亡病例

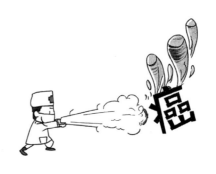

都在不断地增加。在肝、食管、胃和肺4种恶性肿瘤中，中国新增病例和死亡人数均居首位。报告显示，2012年全球共新增1400万癌症病例，并有820万人死亡。其中，中国新增307万癌症患者，并造成约220万人死亡，分别占全球总量的21.9%和26.8%。中国正面临着形势严峻的肿瘤威胁。

癌症是机体与外界环境因素长期相互作用的结果，主要由有害环境因素、不良的生活方式和社会行为所致。目前我国每死亡的4人中，即有1人死于癌症。癌症死亡率居高不下，一个重要原因在于我国癌症发现较多处于中晚期，治疗效果尚不理想，其不良预后往往波及亲友及家庭，影响社会稳定。由于癌症相关的知识缺失，人们往往谈癌色变，严重制约着整体癌症治疗水平的提高。事实上，90%以上的癌症是由外部环境导致的。流行病学研究发现，约40%的癌症与饮食习惯、食物加工、烹饪方法等因素有关，30%的癌症与生活习惯，特别是与吸烟、喝酒有关。只要我们合理饮食，保持良好的生活方式，许多癌症是可以预防的。

二、树立正确的观念

癌症的发生固然有内在的遗传因素，但90%以上是外部环境导致的。癌症不传染，但是不良的生活习惯及环境污染会诱导癌症的发生。身体是革命的本钱，没有健康就没有一切。假如我们用数字来衡量人生的成就，健康是1，事业、财富、婚姻、名利等等都是后面的0，由1和0可以任意组成10、100、1000等不同大小的值，数值越大，成就越大。但是前提是一定要有健康这个1，没有健康就没有一切，所有的0都是健康1的外延和扩展；没有1，再多的0也会失去存在的意义。那么这里要谈到一个重要的东西，就是正确的健康观念问题。有健康不等于有一切，但没有健康就没有一切。

健康的价值就在于它是无价的，以至于我们往往会忽略它的存在。平时大多数人防癌意识薄弱，讲起预防，掏一分钱都不愿意；一旦生病住院，情况就大为不同，手术费、化疗费再多也心甘情愿地付出。所以观念要转变，从治病转变到预防上，健康第一，不然一旦患病就又花钱，又受罪。

在很多人的潜在意识中，患癌是命中注定的，预防意义不大。这种消极的观点是没有科学根据的。虽然癌症的真面目还未被识破，但经过科学家的努力，已有不少相关致癌因素被揭示，特别是生活环境和生活习惯与癌症的渊源已有比较明确的结论，那就是大多数癌症的发生、发展与人们的生活方式有关，如吸烟、酗酒、便秘、熬夜、营养不良或营养过剩、空气污染等，都是致癌的祸根。有许多人怕见到"癌"字，并认为无法预防，这种观点是非常错误的。同其他许多疾病一样，癌症也是一个可防可治的疾病。

三、摒弃不良生活习惯

据统计，我国每天有 15000 人死于各种慢性病，但是这些慢性病的相关死亡原因却鲜有媒体报道。这些慢性病大多是由于不良生活习惯引起的，而人们对于每天发生在身边的事司空见惯，殊不知正是这些平时习以为常的生活习惯，日积月累诱发包括癌症在内的各种疾病。下面列举的现代人不良的一些生活习惯，也是癌症发生的重要诱因。

1. 喜欢吃滚烫的食物

临床医生发现，很多消化系统癌症患者，特别是食管癌、胃癌患者，他们有一个共同的特点，就是喜欢吃非常热的食物。国内外的报道也不断证明，过热的食物会破坏食管的"黏膜屏障"。我国食管癌高发地区的流行病学调查结果显示，食管癌患者中有很大比例的人，喜好热饮、硬食、快食或饮酒。饮酒、吃滚烫的食物、吃饭狼吞虎咽等都对食管黏膜有一定的灼伤和腐蚀作用，当黏膜细胞出现增生性病变后，就有可能进一步发生癌变。

2. 吃东西狼吞虎咽

吃东西狼吞虎咽仿佛成了这个时代上班族的一个通病，由于工作和生活的压力，上班族往往处于一个高度紧张的状态中，吃饭速度非常快。实际上这样对身体健康非常不利。吃饭快，食物咀嚼不细，团块的体积大，易对食管和贲门等消化道产生较强的机械刺激，易损伤消化道黏膜，产生慢性炎症，久而久之会引起消化道损伤甚至癌变。

3. 吃得过饱

传统的中医理论在很早以前就认识到吃得过饱会对身体造成危害，《黄帝内经》讲"饮食自倍，肠胃乃伤"。说明一次吃很多东西，首先损伤的是我们自己的肠胃。《济生方》也指出："过

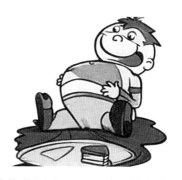

餐五味，鱼腥乳酪，强食生冷果菜停蓄胃脘……久则积结为癥瘕。"中医认为人们的一日三餐都要有所讲究，不然会对身体造成不好的影响。例如大家耳熟能详的一句顺口溜：早上要吃得好，中午要吃得饱，晚上要吃得少。晚餐吃得过多，会将多余的热量储存在体内形成脂肪，造成肥胖。因为人们晚餐后几乎不会进行运动，也会对睡眠造成不好的影响。但是最主要的

倒不是会引起肥胖，而是会增加肠癌患病率。

4. 经常在外吃饭

当今是经济快速发展的时代，许多人由于工作的原因，不得不经常在外应酬，其实，这样的饮食方式对身体健康是非常不利的。一方面，由于经常在外吃饭，造成饮食无定时，时间一久，必然使自身的脾胃功能受到损害。另一方面，外面售卖的食物，为追求色、香、味，通常会使用高温油炸的方法，或者加入大量调味剂，比起家庭烹饪的食物，它们含有更多的致癌物质。

5. 经常饮酒过量

从医学角度看，少量饮酒可以活血行气，促进消化。如果好饮贪杯，终日沉溺于烈酒之中，这样对身体大为有害。事实证明，嗜酒者易生癌。严格地讲，饮酒不是患病的直接原因，但饮酒是致癌物的助手，能促进致癌物的致癌作用，还能抑制免疫系统的功能。另外，酒精可以刺激垂体的分泌，加快细胞分裂的速度，增加癌症发生的易感性。长期大量饮烈性酒可以诱发气管癌、肝癌、口腔癌、乳腺癌、胃癌、肠癌等。

6. 偶尔才吃蔬菜和水果

蔬菜和水果是维生素 C 与纤维素的最好供给源，一直被认为具有很好的抗癌作用。研究显示：胡萝卜、西红柿、葱、大蒜、萝卜、橘类水果等具有较强的抗癌作用，尤其是对口腔、食管、胃、结肠、肺等部位的肿瘤作用更强。膳食讲究平衡，蔬菜水果是我们日常膳食中的重要组成部分，所以，如果平时只爱吃肉，不爱吃蔬菜和水果，就会增加患癌的风险。所以，建议大家平时多注意吃蔬菜和水果。

7. 吃饭不规律

吃饭经常不准时仿佛成了现代人的一个通病，其实，这样对身体非常不利。研究表明，不规律的饮食习惯会导致肥胖与胃癌。临床中，问及癌症患者时，很多人都有这样的问题，或者是不吃早饭，或者是中午吃得很晚，或者是深更半夜吃零食。

四、合理饮食

民以食为天，合理的饮食搭配，是健康生活的前提。可以偶尔或少量吃点高能量的食物，但尽量不要让高能量食物成为你的主要饮食。通过选择以低能量的食物为基础的饮食，你可以吃得更多，但摄入的能量并不多。大部分的蔬菜、水果和豆类属于低能量食物这一类。以素食为主的饮食，含有纤维和其他营养物质，可以减少患癌症的风险。准备一餐饭时，确保你盘子里至少三分之二是蔬菜、水果、全麦类和黄豆。很多人都知道蔬菜能补充人体所需的营养成分，但对蔬菜的抗癌功效却知之甚少。

营养学家一直把蔬菜视为人体维生素和微量元素的重要来源，不过近些年的研究发现，蔬菜中存在一些植物化学物质，能对致癌物质和促癌因子起到一定抑制作用，从而更好地防癌。如科学家发现红薯中含有一种化学物质——氢表雄酮，可以用于预防结肠癌和乳腺癌。研究人员指出，番茄中的番茄红素能促进一些具有防癌、抗癌作用的细胞因子的分泌，激活淋巴细胞对癌细胞的杀伤作用。

同时，研究表明，摄入适量的番茄红素还可降低前列腺癌、乳腺癌等癌症的发病率，对胃癌、肺癌也有预防作用。十字花科蔬菜可防胃癌。花椰菜等十字花科蔬菜中含有的硫苷、糖苷类化合物，能够诱导体内生成一种具有解毒作用的酶。经常食用，可预防胃癌、肺癌、食管癌的发生。

尽管不同蔬菜抗癌能力和抗癌功效有所不同，但也不能只吃一种。要想通过蔬菜吃出健康，最重要的还是营养搭配、均衡饮食。每天要吃不同种类的蔬菜，这样才能起到长期预防癌症的作用。此外，饮食提倡多用粗粮、小杂粮，饮水建议选择弱碱性水。

五、劳逸结合

一项"万名癌症患者整体康复情况调查"结果显示，在癌症诱因的自我分析中，36.6% 的患者认为是由于过度劳累而诱发的，11%的患者认为是长时间的情志抑郁而诱发的，有 8% 和 7.1% 患者认为分别是由遗传和工作压力过重而诱发的。这些患者中 77.1% 出现症状后，就诊被诊

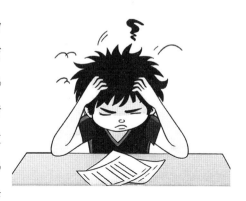

断为肿瘤或癌症。可见疲劳和压力是重要的癌症诱因。

　　中医认为压力导致过劳体虚从而引起免疫功能下降、内分泌失调，压力也可导致精神紧张引起气滞血瘀、毒火内陷等。外国的一些研究也发现，精神压力和行为与癌症有很大关系。目前我们很难确认行为和情感因素在癌症的病因学中的作用，大多数相关的研究存在技术上的局限性。在竞争十分激烈的当代社会，人们的疲劳和压力感蔓延。不少 35~50 岁的社会主流群体每天都在为幸福美好的生活打拼，常年不知疲倦地工作，每天疲于奔命十余个小时，却不知癌症就住在疲劳隔壁。俗话说，人生不如意十有八九。人们在社会中，总是存在一定的需要、欲望和期望。人的期望或欲望往往超越现实条件而存在。由于现实条件的约束，在大多数情况下，挫折不可避免。面对挫折，人们可能用积极的态度和方法，设法解决矛盾和冲突；也可能采用消极的态度和方法，企图回避矛盾以摆脱困境。事实上，工作中确实会遇到"山穷水尽"的情况，如果此时能

够反观自我，克服主观上的忧愁恐惧，实事求是，"柳暗花明"或许就在眼前。所以，学会在任何时候都能够积极向上，并且有一个坚定的信念，是面对困境、破解难关的根本力量和方法。我们要懂得平衡心态，在工作中找乐趣，让身体保持健康状态。

六、适量运动

我们常见到许多有关百岁寿星和长寿老人的生活报道，他们都有一个共同特点，都常参加劳动或运动，一生很少生病，直至无疾而终。据有关资料显示：长期坚持运动者比不运动者患癌率减少90%。

运动为什么能防治癌症呢？体育运动或劳动，是增强免疫力的有效方法。首先运动能增加血液中的中性粒细胞、B淋巴细胞和T淋巴细胞，增强人体免疫力。运动能抗病同运动产生"致热原"有关。当病毒、细菌侵入人体引起感染时，体温调节中枢就会使体温上升，这时白细胞消灭病毒和细菌的能力就增强了，能抑制病原体释放毒素。运动时体温升高可阻止癌细胞生成，并将癌细胞杀死。癌细胞对热的承受力不如正常细胞，尤其是在有丝分裂期和脱氧核糖核酸合成期容易被杀伤。运动时，氧供应充分，细胞过氧化作用得到消除，自由基活性受到抑制，有利于防癌。运动者血中干扰素水平比不常运动者高，干扰素有抗癌、抗病毒的作用。运动能使人吸收比平常多几倍至几十倍的氧。适当运动还可以改善人体酸碱度。

美国的医学研究发现，人体吸氧量增多，呼吸频率加快，运动时促进排汗，能将体内的致癌物，如亚硝酸、丙酮、氯仿、铝、锶、砷等，随汗排出体外，出汗排出的有害物质至少在 100 种以上。运动能改善人的情绪，消除忧虑和烦恼，在心理上减轻人体免疫系统的压力。临床资料表明，患癌症的病人，大多是有情绪忧郁或受到精神创伤的。对他们来说，经常进行深呼吸运动，散步或跑步，进行柔软体操、伸展运动、游泳、骑车或参加集体运动，可帮助消除紧张情绪，减少忧虑，改善自我形象。忧虑和烦恼常常危及人体的免疫功能，运动可帮助一些人减轻精神压力对免疫系统的损害。故运动可抗癌是具有理论和实践依据的。

总之，我们要树立健康第一的观念，养成良好的生活习惯，不吸烟，不酗酒，合理饮食，劳逸结合，适量运动，防癌于未然。

第三节　常见的肿瘤及其防治

就癌症的发病情况来看，肺癌、胃癌、食管癌、肝癌、乳腺癌、宫颈癌较为多见，占全部恶性肿瘤的 70% ~ 80%。一项调查结果显示，2018 年全球癌症新发病例 1810 万例，死亡

960 万例。其中，中国癌症的发病人数居全球第一位，2018 年新增病例数共 380.4 万例，即平均每天有超过一万人确诊癌症。由于就诊普遍较晚，中国癌症死亡率远高于全球平均水平，癌症已经成为我国居民死亡的主要因素之一。在我国男性群体中，发病率前三的癌症分别是：肺癌（20.27%）、胃癌（19.02%）、肝癌（13.68%）；上述三种同时在男性的癌症死亡率中较高。我国女性群体中，发病率前三的癌症分别是乳腺癌（17.07%）、肺癌（14.94%）、结直肠癌（9.08%）；死亡率前三的是肺癌（17.70%）、胃癌（15.80%）、食管癌（12.08%）。2015 年，我国癌症发病率排行前十位的恶性肿瘤如下：肺癌、胃癌、食管癌、肝癌、肠癌、乳腺癌、脑及中枢神经系统肿瘤、宫颈癌、胰腺癌和甲状腺癌。就死亡率来看，我国 2015 年前 10 位高死亡率的癌症依次为肺癌、胃癌、肝癌、食管癌、肠癌、胰腺癌、乳腺癌、脑及中枢神经系统肿瘤、白血病和淋巴瘤。以下简述较为高发及高死亡率的部分癌症。

一、肺癌

肺癌的发生仍然以内因为主要条件，但环境因素所带来的影响亦不可忽视。被污染的空气、水和土壤，主要为放射性物质及一些有机和无机化合物，如亚硝酸盐、苯、砷、石棉、吸烟等是诱因。导致肺癌的根本原因在于人体内因，主要为正气内虚，尤其是肺气不足或肺阴亏耗，包括长期患慢性气管炎、肺结核，引起肺的免疫力下降之故，日久毒结痰聚、气郁血瘀而成积块。肺癌的预防包括以下几个方面：第一，及早根治癌前病，包括慢性支气管炎、肺结核及支气管肺炎，改善气管黏膜的营养功能，恢复黏膜的屏障作用，铲除癌症产生的土壤。第二，提高肺部免疫机制，以之加强免疫监视能力，肺气虚可用玉屏风散：黄芪、白术、防风、大枣、甘草。肺阴不足用百合固金汤加减：百合、生地黄、熟地黄、玄参、当归、杏仁、麦冬。第三，通利肺气，以宣肺豁痰调气方法，调畅血行，致使邪毒不能滞留，对防癌有一定意义。第四，减轻肺负荷。去除不利的环境因素，对保护肺气有一定意义。第五，定期普查 X 线片检查。第六，可吃杏仁、蘑菇、芦笋、胡萝卜等抗癌食品。

二、胃癌

萎缩性胃炎、胃溃疡、慢性胃炎常是胃癌的癌前病变。胃癌的预防包括以下几个方面：第一，及早根治原发病，如治疗萎缩性胃炎，通过活血化瘀治则，以恢复胃黏膜的防御屏障，抵御外来致癌物的刺激，对防止癌变有重要意义。第二，提高抵抗力。第三，减轻消化系统负荷，如服用山楂、神曲、砂仁之类的助消化药。第四，加强饮食管理，对有癌前病变可能的患者，应忌食霉变食物及含亚硝酸盐多的食物。主张多食含维生素 C 高的食物，如蔬菜、水果、鲜肉、鲜蛋。第五，食疗抗癌，有胃癌可疑的人宜多食蘑菇、竹笋、薏苡仁、海带、大蒜、酸奶等活血化瘀的食物及药物。第六，抗癌中草药，有可疑癌变的人，应适当服用抗癌中草药，可配合六君子汤或四君子汤等方服用。

三、食管癌

食管癌是人体最常见的恶性肿瘤之一，仅次于肺癌、肝癌和胃癌。在消化道肿瘤中居第二位。进行性吞咽困难是其典型症状。食管癌的预防包括以下几个方面：第一，治疗癌前病变，如食管溃疡、食管炎症及食管黏膜白斑等病，以防癌变。第二，不食过烫、过硬及刺激性食物，以保护食管黏膜屏障。第三，

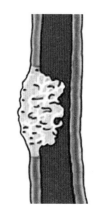

不食霉变及含亚硝酸胺食品，如酸菜、霉烂蔬菜、霉变谷类（含黄曲霉菌）。第四，酌服维生素 A 以加强食管黏膜细胞的代谢。第五，有怀疑信号者，可酌服抗食管癌中草药：黄药子、半枝莲、山慈菇、山豆根、薏苡仁、土茯苓、夏枯草、板蓝根等。第六，常食大蒜、洋葱、茄子、莴苣、柑橘等，有一定防癌作用。

四、肝癌

江苏省启东市是我国肝癌的高发地区。肝癌发病率占男性恶性肿瘤的第三位，是凶恶的癌之一，号称"癌王"。肝脏是人体最重要的解毒器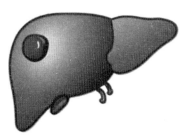官，一旦不能正常解毒时，其浊毒便成为致癌的因素。肝癌与化学、生化致癌的关系甚大，最为突出的为黄曲霉毒素，被其污染的花生、玉米、粮食有很强的诱癌力。亚硝胺也具有强烈的致癌性，主要由水土中含过高的硝酸盐及亚硝酸盐所致。另外，饮酒也是肝癌的一个因素。肝癌的预防包括以下几个方面：第一，彻底治愈癌前病变，如肝炎、肝硬化，尤其是乙型肝炎，以杜绝肝癌产生的土壤。第二，不吃霉变食物，尤其是被黄曲霉毒素污染的花生、玉米、谷类。第三，多吃新鲜蔬菜、水果及鲜肉、鲜鱼。第四，提高免疫力，加强免疫监视系统，使癌细胞及早被消灭，可服人参、茯苓、灵芝、猴头菌、香菇、墨鱼等。第五，保持上进的、乐观的精神心态，使肝脉舒畅、气血流通，则邪毒无法滞留生癌。第六，适当服抗肝癌中草药，如予柴胡疏肝散：柴胡、白芍、川芎、陈皮、甘草等。

五、大肠癌

大肠癌也是人类的高发癌，由于大肠的弹性及扩张性极好，因此症状出现较晚，一旦出现临床症状即已宣告进入晚期，故而捕捉肠癌先兆就愈显得重要。大肠癌的先兆是什么？第一，不明原因的大便习惯改变。第二，大便性质改变。大便由稀→带少量黏液→夹血或隐血。第三，腹胀、腹痛。大肠癌的预防包括以下几个方面：第一，务必早期检查，凡出现先兆症状者，应及早施行"一指三检查"，即肛门指诊、乙状结肠镜检、纤维结肠镜检查、X线检查。第二，抗癌措施。包括治疗慢性溃疡性结肠炎、慢性痢疾、血吸虫性肠炎，以恢复肠黏膜屏障，切除炎性息肉及腺瘤，以防癌变。调节食谱，酌服抗癌中草药。

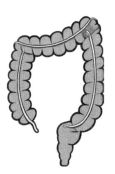

六、乳腺癌

乳腺癌是妇女的大敌，激素失调是乳腺癌的祸根，乳腺癌现居我国恶性肿瘤第九位，是女性的高发恶性肿瘤之一。其病机与卵巢激素相关，主要为雌激素水平偏高，发病与婚、产、哺乳状况密切相关，月经初潮早、绝经晚，未生育或未哺乳，独居者，其发病机会尤多。乳腺癌的预防包括以下几个方面：第一，及早治疗乳腺增生病，乳腺增生病虽然与乳腺癌并非有肯定联系，但也不能否认二者的并存性。治疗应以抑相火为大法，辅以疏肝化痰方可击中要害，方予抑相火汤加味：柴胡、白芍、生地黄、女贞子、牡丹皮、知母、黄柏，酌加橘核、川楝子。第二，调整更年期内分泌。第三，注意调节情志。第四，酌服抗癌中草药。有乳腺癌可疑的人，可在上述调整冲任和疏肝化痰的前提下酌加抗乳癌中草药。第五，常吃黄豆、香菇、黑木耳、酸奶、竹笋等，有一定的防乳腺癌作用。

七、脑及中枢神经系统肿瘤

中枢神经系统肿瘤包括脑瘤和血管内肿瘤。通常发生在中枢神经系统，尤其是发生在大脑里面，因此我们首先要将其与其他肿瘤进行区分和鉴别。因为它们出现在人体的要害部位，所以不管肿瘤是良性的还是恶性的，中枢神经系统肿瘤都是引起病残率和死亡率较高的人体肿瘤。在我国女性脑瘤发病率及死亡率均相对较高，农村地区脑瘤发病率有明显上升趋势。可能是长时间慢性炎症刺激引起，也可能是长时间不健康饮食或是环境因素诱发而引起肿瘤生长的。

八、宫颈癌

宫颈癌是妇女的死敌，宫颈癌一般以40岁以上发病率较高，与早婚、多产有很

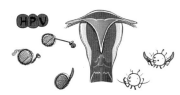

大关系。宫颈癌与房事卫生、包皮垢、精液刺激、宫颈创伤有密切关系，尤其与激素平衡失调有一定关系。其中，雌激素水平过高对宫颈癌的影响最大。宫颈癌的预防包括以下几个方面：第一，要避免早婚早育、多婚多育。第二，根治癌前病变，彻底治愈慢性宫颈炎，切除息肉，用激光、冷凝、中药治疗宫颈糜烂、白斑，去铲除癌变的土壤。第三，调整冲任，平衡相火过亢。第四，节制房事，更年期尤应节制房事。注意性生活及经期卫生，男性包皮过长应切除。第五，酌服抗宫颈癌中草药。第六，常服豆浆、黑木耳、竹笋、蘑菇、酸奶、苦瓜等，有一定防宫颈癌的作用。

九、胰腺癌

胰腺癌是一种恶性度很高且预后非常差的癌症，但其发病率并不高。我国 2015 年估测新增 9.01 万（男性：5.22 万。女性：3.79 万）胰腺癌患者，占全国所有癌症发病人数的 2.10%；因其死亡的人数为 7.94 万（男性：4.56 万；女性：3.38 万），占全国所有癌症死亡人数的 2.82%。胰腺癌发病率和死亡率均为男性高于女性，城市高于农村，东部地区高于中部和西部。长期高脂肪、高动物蛋白、低蔬菜饮食与胰腺癌关系密切。在所有的消化道癌肿中，胰腺癌引起的体重减轻和食欲不振最为突出，1 个月之内体重可减轻 5 千克甚至更多。患胰腺癌时，必须重视饮食调理，并将其作为治疗的重要方面，总原则就是：

一让胰腺休息，二使分泌活动维持在最低限度。要选择富含营养、易消化、少刺激性、低脂肪的饮食，可给高蛋白、高碳水化合物的食物，如奶类、鱼肉、果汁、菜汤、粳米等。并配合具有活血化瘀、疏肝理气的食物，如山楂、麦芽、薏苡仁、紫菜等。

十、膀胱癌

膀胱癌是泌尿系统最常见的肿瘤。由于膀胱癌的早期信号——无痛性血尿容易引起人们的警觉，因此给早期发现带来有利条件，但无痛性血尿并非膀胱癌的特异先兆。膀胱癌的预防包括以下几个方面：第一，装修房间后注意苯是否超标。第二，少染头发，少焗黑油。第三，少吃含有苯的熟食。第四，根治膀胱慢性炎症、结石，以保护黏膜防御功能。第五，切除膀胱乳头状瘤，以防恶化，因乳头状瘤多有切除后复长及癌变的隐患。第六，避免和苯胺一类物质接触，化学染料工人尤须注意防护。第七，吸抗膀胱癌中草药：扁蓄、龙葵、土茯苓、半枝莲、瞿麦、黄柏、车前草、八月札等，血尿可用三七、大小蓟、墨旱莲。

十一、前列腺癌

中老年男性的杀手，前列腺癌为一种潜匿性恶性肿瘤，前列腺癌在我国并不多见，但近代已有升高趋势，前列腺癌主要发生于老年人，50 岁以上发病率尤多，前列腺的危害性在于早期向肺、肝等部位转移。前列腺癌的预防包括以下几个方面：第一，根治可疑癌前病变，如前列腺肥大、前列腺炎等，以防癌变。第二，中老年人应调整内分泌，以调整激素水平。第三，减少烟酒，以减少前列腺充血。第四，保持心情愉快，以畅通血行。第五，服抗癌中草药：车前草、扁蓄、地龙、墨旱莲、白花蛇舌草、半枝莲、瞿麦、白茅根、蒲公英、黄柏等。

十二、甲状腺癌

甲状腺癌的死亡率较低。女性患者明显多于男性。另据 2018 年的报道，2013 年全国甲状腺癌新发病例数为 14.39 万例，死亡病例 0.65 万例。全国甲状腺癌发病率为 7.67 / 10 万，

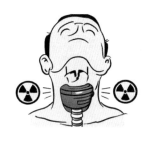

男女发病率之比为 1：3.2。城市地区人口的发病率为农村地区的 2.57 倍。全国甲状腺癌死亡率为 0.32 / 10 万。中国甲状腺乳头状癌是甲状腺癌最主要的病理类型，占 89.9%。压力、激素水平、不良饮食习惯等可能与甲状腺癌的发病相关，还有学者认为性格、脾气也与之有关。养成良好的生活习惯，戒烟限酒。不要过多地吃咸且辣的食物，不吃过热、过冷、过期及变质的食物。不要食用被污染的食物，如被污染的水、农作物、家禽鱼蛋、发霉的食品等，宜吃绿色有机食品，饮食提倡多用

粗粮、小杂粮，饮水建议选择弱碱性水，防止病从口入。

十三、白血病

白血病是青少年癌症中首恶，又叫"血癌"。白血病是骨髓病。白血病的发生与遗传关系最大，但和病毒感染、化学致癌、放射线照射的关系也越来越大，这也是近几年来白血病在成年人中增多的原因。白血病的预防包括以下几个方面：第一，先天遗传，无法预防，但应早期发现。第二，注意房子装修时苯不能超标，少吃含苯熟食，以免积蓄于骨髓，从而破坏骨髓造血功能。第三，少染头发，少焗黑油。第四，避免放射性污染。

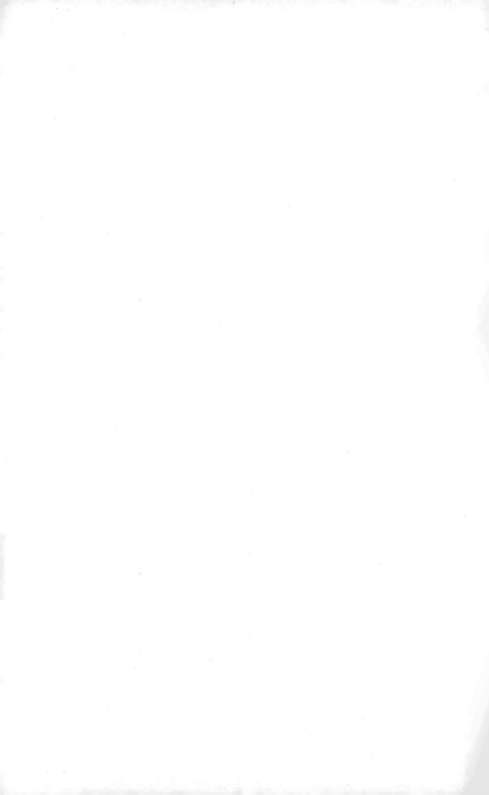

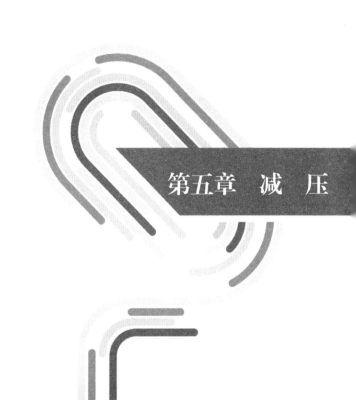

第五章　减　压

第一节　压力的知识

心理健康指收集、处理、回忆、交换信息的能力。人一旦暴露于压力之下，认知就会超负荷，决策和沟通时必要的信息处理能力和记忆力就会下降。身体健康是指主要的生理系统功能的良好。情绪健康可以界定为能够充分感受和表达情绪、情感，且能控制它们而非受制于它们。精神健康指的是能够促进个人价值体系的发展，以及树立有意义的生活目标。压力会在精神发展的道路上设置一系列的障碍，使高层次的自我难以实现。

一、压力的定义与压力的分类

如今我们普遍将压力用来描述人们在面对工作、人际关系、个人责任等的要求时所感受到的心理和精神上的紧张状态。但在心理学和心理生理学上它又有着很多不同的定义。我们的东方哲学将之定义为内心平和的缺失。从心理学角度来看，研究者认为压力是身体对于施加其上、需要其适应的一切要求的非特异性反应，无论这一要求产生的是喜悦还是痛苦。心理生理学认为，压力是一个人无力应对感知到的自己心理、生理、情绪及精神受到威胁时所产生的一系列生理性反应及适应现象。

压力有好坏之分。通常我们将之分为三种类型：正性压力、中性压力及负性压力。正性压力即好的压力，产生于个体被激发和鼓舞的情景之中。中性压力是一些不会引发后续效应的感官刺激，它们无所谓好坏。负性压力即被我们经常称为压力的东西，它也可以分为急性压力和慢性压力。急性压力源也称"消极生活事件"，是指那些非连续性的、有清晰起止点、可以观测、明显的生活改变，来势汹汹但能够迅速消退；慢性压力是我们真正要警惕的东西，因为它对身体的影响更加旷日持久和显著，而且出现的时候比较温和，不易被察觉。慢性压力源主要指日常烦扰，日常烦扰可以分为生活小困扰和长期社会事件所带来的烦扰。

慢性压力的特征：①威胁；②要求；③束缚；④低回报；⑤不确定性；⑥矛盾性；⑦选择限制；⑧资源剥夺。

二、找出自身存在的压力源

要解决压力问题，首先要找出自身存在的压力源，也就是被我们认为是威胁的情境、环境或刺激等。急性压力通常是毫无预警而突然出现的急性压力源的结果，就像半夜突然响起的电话铃声，或者你突然发现汽车钥匙

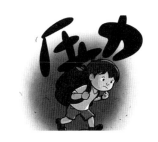

不见了。一般来说，在这种情况下，大脑还来不及做缜密的分析但身体就已经做出了反应。而慢性压力源则可能给出一些先兆，值得我们关注。它们可以被分为三类：生物生态层面的、精神层面的及社会层面的。

生物生态层面的先兆，如光照强度、重力、电磁场；再比如电子垃圾、环境污染、太阳辐射、噪声污染等。应对这些压力源，要求我们改变生活方式，比如养成良好的饮食习惯、加强身体锻炼、定期放松等。精神心理层面的影响在各种压力源中占比最大，也是最难化解的。它们来自我们心理上对刺激的知觉。人们对于自我的思想、信念、态度、观点、知觉及价值观会有本能的防御。

一旦以上这些心理防御内容受到挑战、违背，甚至改变，自我就会感受到威胁，继而产生压力反应。精神心理层面的压力源反映我们人格的独特架构，用压力研究专家肯尼思·佩尔蒂埃（Kenneth Pelletier）的话来说，就是"感知到的自我与理想中的自我形象之间的分歧"。这种自我的偏离会直接导致低自尊，而低自尊是绝大部分心理问题的罪魁祸首。社会层面的影响很早就被当作个体困境的来源被广泛研究，其中最突出的是过度拥挤和城市的无限扩张。除此之外还包括科技进步、社会经济地位低下、一些重大的生活变故等。

压力源是导致个体生产压力反应的情境、刺激、活动、事件。

作为刺激被人感知到，或作为信息被人接收到（输入），
一定会引起主观的评价，同时产生一系列相应的心理生理变化
（输出）。如果刺激（情境）需要付出较大努力才能进行适应
性反应，或这种反应超出人所能够承受的适应能力，就会引起
人的心理、生理平衡的失调，即紧张反应状态的出现，从这个
意义上来说，紧张的内外刺激就会成为使人感到紧张反应状态
的压力源。

三、压力与疾病

现代医学已经有着非常确凿的证据证明心理生理学是建立
在身心统一的基础上的。与压力生理学直接相关的系统有四个：
神经系统、内分泌系统、免疫系统及心血管系统。让我们来看
看一些得到现代医学证实过的压力和疾病之间的因果吧！

这里介绍一种最基本的压力反应，其由哈佛大学心理学家
沃尔特·坎农（Walter Bradford Cannon）首次提出，即"战或
逃反应"。该反应用以描述面对威胁时身体生理唤醒的动力性。
简单来说就是身体在面对威胁时的立即反应有两种模式：要么
攻击以保护自己，要么逃走以躲避危险。事实上，我们在面对
危险时会同时做好这两种准备，在我们的大脑评估对手后，会
选择让自己觉得舒服的那种模式并付诸实施。

战或逃反应大致可以分为四个阶段。第一阶段：来自五官
的刺激信息输送到大脑。第二阶段：大脑对刺激信息进行解读，

确认是否具有威胁。如果刺激被认为不具威胁性，反应就到此结束。如果相反，大脑便迅速激活神经和内分泌系统，为防御或逃跑做准备。第三阶段：身体保持激活、唤醒状态直至威胁消失。第四阶段：一旦威胁离开，身体恢复体内平衡，即一种生理上的平静状态。战或逃反应主要是应对来自物理世界的威胁时所产生的，目的是为对抗危及个体生存的情境。在此要说明的是即使这种威胁完全是想象出来的，它所引起的压力反应的强度也是一样的。

我们可以清楚地看到，在战或逃反应中一些生理机制的激活会影响几乎所有的生理系统，以制造能量准备活动。如心跳加快，为肌肉供血；血压升高，为工作肌肉传输血液；呼吸急促，为工作肌肉提供充足的氧气，以促进能量的新陈代谢；手脚的大肌肉群动脉扩张；肌肉收缩时血液里的葡萄糖代谢加速。大量的自由脂肪酸被动员起来，作为持续运动的能量来源；血液凝固速度加快，以使伤口愈合时间缩短；肌肉力量持续增强；胃蠕动减少，腹部血流量下降，以使血液流通到处于工作状态的肌肉中；汗液分泌增多，以降低体温。

虽然面对所有威胁时身体反应都是一样的，但当要处理的是来自自身的威胁时，它们就变得无效。通过上面的例子我们就很容易地能够了解到，如果我们过度地暴露于压力之中，长时间地处于压力唤醒状态之下，这种身心的失衡就会对身体造成极大的危害。持续性的压力引起身体各个系统的过度反应，会直接引起相应器官的病变。任何器官都有可能成为目标器官：头发、皮肤、血管、关节、肌肉、胃、心脏等等。

有相关研究者于 1987 年提出一个压力导致不适的二分模型，将"免疫平衡"用矩阵进行描述，被认为是目前最精确的描述免疫系统的模型。这个二分模型将疾病分为自主失调（自主神经系统反应过度）和免疫失调。模型如下。

自主失调：偏头痛、消化道溃疡、肠易激综合征、高血压、冠心病、哮喘。

免疫失调：感染（病毒）、过敏、艾滋病、癌症、系统性红斑狼疮、关节炎。

只要看看上面这些疾病在我们的周围多么常见，就能知晓我们现在的处境多么的不容乐观！幸运的是，如果从现在开始，我们能够意识到压力问题的严重性并积极利用各种有效资源去化解它，就还为时不晚。认知是改变的开始，除非你自己意识到问题并且想要解决问题，不然没有任何人能够帮你。

四、压力的自我防御机制

提到心理学，不得不说一个人，西格蒙德·弗洛伊德（Sigmund Freud）。他关注于意识与无意识领域和它们与性驱动的关系，是他奠定了理解人类行为的基础。特别是他将抽象的人类情绪思维过程和人格结构具体化，在他看来，在本我的驱使下做出反应，这是一种自然本能，包括各种心理和生理的冲动。这种冲动的目的是满足自己的即时需要。根据他的观念，自我最主要的目的是通过生物反馈保持愉悦和避免伤害。自我对外界刺激是很敏感的，这威胁着其内部的稳定性，这就导致了压力。

自我保护非常重要，它为我们抵御来自外部的威胁。当我们的这个防御系统不足以抵抗外部的威胁时，一系列的压力反应就会随之而来。防御机制是我们应对压力的策略，西格蒙德·弗洛伊德认为，所有的防御机制都有两个特征：①否认和歪曲事实；②无意识的。而且很少个体会只有一个防御机制，经常会在同一时间运用很多个防御机制。

下面对此做一些介绍。

1. 拒绝

个体面对环境威胁时，否认现实情况。例如当批评小孩把屋子搞得一团糟时，他们会撒谎说没有。成人在被发现饮酒或赌博后，也常常这样。要指出的是，在意识水平上，个体就会真正地相信他们是清白的，并且行为上没错。

2. 压抑

即把个体的思想、记忆或感觉从大脑中无意识地移除出去。

3. 投射

即把不能接受的感觉、刺激和行为指向他人或其他目标。

4. 合理化

是对某个人的行为或环境真实性的重新解释，是对事实的加工。合理化是个过滤镜，使得情绪上的痛苦变得容易接受。比如失恋者会将对方予以贬低以安慰自己。

5. 替代

有一些给自我造成痛苦的东西是不可以被接受的，或者是不能被直接解释的，此时，这种痛苦会被转移到一些无关的他人或物体上。

6. 幽默

这是所有防御系统里面最先进的一种，它在降低痛苦的同时能够增加愉悦感。

这就告诉我们，对自我的过度保护不利于自我最终的成熟，过度保护常常会抑制情绪的发展和成熟，这类似于温室中的植物。较少的防御态度可以帮助个体自我意识的发展和人格成长，这样就促成自我的扩大。在每次进行这种扩大增长时，个体的能力和潜力就有提升的机会。

伊丽莎白·库伯勒·罗斯（Elisabeth Kübler.ROSS）的主要研究是在人类意识的基础上研究死亡问题。死亡的濒死过程带来大量情感上的包袱。不是悲痛，而是内疚、羞愧、害怕和愤怒，所有这些都和死亡的经历有关。在她的书《生命之轮》中介绍了这些接受死亡心理的悲伤阶段。尽管这些阶段是针对癌症晚期患者的观察，但这些步骤适用于任何类型的丧失（比如失恋）。

1. 否认

否认是拒绝接受真实的情况，拒绝真相，我们耳边会经常听到一句话：这不可能！就是对这种情况的描述。

2. 愤怒

愤怒是一种情绪激动，其中包括喊叫、攻击，或者是一种心理和情感上的很深的挫败感。在这个过程中，愤怒是恐惧的一种外在表达。

3. 商讨

这个阶段非常简单，但很重要。商讨是在知觉意识和改变的灵魂间的一种妥协，尤其是讨论有更多的时间可以活着。生活中我们都经常听到"如果……就……"的表述，这就是一种假设性思维。

4. 抑郁

伊丽莎白·库伯勒·罗斯将抑郁分为两类，一种是反应性抑郁，一种是预期丧失抑郁。预期丧失抑郁描述的是因为不安而产生的一种安静、被动的情感，在同一时间里感到思想和责任都很沉重。

5. 接受

当一个人经历了先前的几个步骤，然后他就达到最后一个阶段——接受。接受是承认目前存在的状态，接纳已经不能改变的事情。接受绝不是放弃和对环境的屈服，它容许你的生活继续前进，伴随而来的是希望。在这个阶段，一个非常重要的内容是适应，这时，思想和行为已经适应新的环境。

接受是一种了解情感锁链的能力，情感锁链使你不能够看清楚导致压力的最初原因；接受让你从束缚中解脱出来，最终无条件地接受，没有任何抱怨和憎恨地完全解放自己，没有情感上的任何遗憾，这就达到伊丽莎白·库伯勒·罗斯所说的实质性的内心平静状态。在这个阶段要化解被压抑的情绪和挫败感，这个过程其实非常痛苦。她观察到，一些很固执的人宁愿不解决这些问题，也不愿意面对这个阶段中的痛苦，而另一些人不知如何处理这些压抑的情感，最终使之变成一种威胁。

在伊丽莎白·库伯勒·罗斯的笔记中提到，自我保护、运行和控制的防御机制在短期内可能会运行得比较好，而最终会引起长期的混乱。通过压抑和合理化，没有释放的情感会对我们的生理及心理造成一定的伤害。抑郁及其他需要被解决的情感问题不应当被搁置，它们应该成为日常生活中最优先被解决的问题。最好的方法是合理安排、计划好解决的程序，给自己一段高质量且比较长的时间去专门处理自己或者是与他人之间的这些没有被解决的情感问题，找出最重要的问题，并且尝试去解决它。有几种策略可以用来解决问题，包括接受不能改变的和需要继续维持的状态。在任何情况下都不要有怀疑，无条件地接受，从而促进内心的平静。

放松是在现实被完全掌控的情况下产生的，然而对很多人来说，现实的状况是令人惊慌和不可靠的。韦恩·戴尔（Wayne W.Dyer）在他的书《你的生活误区》中写到，我们在过去或者未来想要占有的东西压制我们对此时此刻的欣赏，这就夺取了我们放松和保持心态平和的能力。他特别指出两种情绪：羞愧和担忧。羞愧和担忧都与某种压力相关，羞愧是自我生气的表达，担忧是恐惧的表现。当这些情感反应被触发时，人们会趋向于稳定理性的思考过程，从而导致延迟反应和错误的决定。他认为，羞愧和担忧是对压力管理最无效的处理方式，因为它们阻碍对压力事件的解决进程。

关于羞愧，韦恩·戴尔认为是对过去令人不愉快的思想和行为的意识反应。内疚的感觉存在于表面，在意识中是"应当存在的"。更可怕的是内疚是一种被社会所接受的表达关怀的方式。然而，真正创造性的关心不应当和稳定的情感因素相混淆。当内疚超过一定程度的时候，所有的想法和行为就会失去影响力。内疚的力量如此之强，以至于它对其他的想法和感觉产生麻痹作用，并阻止积极行为的发生。

内疚被分为两种模式。他指的是残留的内疚源于儿童早期的思维模式，主要是通过父母的训练，如一个权威人士认为顽皮或不正当的行为而导致的羞愧。自我强加的内疚是基于个体价值体系建构的道德或行为遭到破坏时产生的内疚感。

内疚与过去的思想、行为相联系，而担忧针对未来即将发生的事情。韦恩·戴尔将担忧定义为对未来可能发生也可能不发生的事情的一种当时的想法。他认为能够区分担忧未来和计划未来对于每一个人都非常重要。担忧阻碍当前的想法和自我控制，然后充分发挥想象力，创造出一系列很坏的情节来，所有这一切看起来都很真实。担忧往往会产生不良反应，首先会导致效率低下，然后会产生更多的担忧。创造性的想法会对未来产生更大的作用，使潜在的压力最小化。如计划未来，包括制订目标、采取策略、评估过程等。

内疚和担忧都是消极的，是不具备创造性的情感认知状态，这些情感就是一种能量的浪费，会对个体造成极大的内耗。韦恩·戴尔认为要消除这两个东西，就一定要建立一种处理机制，意识到它们是无效率的。在压力状态下，当内疚和担忧进入你的意识时，就要通过以前学习的知识和对事件制订计划来重新建立概念，这样可以转移我们的注意力。他像其他心理学家一样，主张以接受过去的事物作为重要的压力调节机制，以确保人生道路的继续前进。

五、如果没有压力，生活将会怎样

我们现在已经知道什么是压力。如果没有压力，生活将会怎样？

生活中的压力表现在以下方面：挫折，时间不够用，焦虑、烦躁、压抑，做不完的工作，家庭负担过重，无法控制的吸烟、饮酒习惯等。

如果没有压力，生活将会如何呢？非常精彩，平静而且放松，无聊并且没有挑战性等。

压力（stress）这个词是从古法语中引进英语的。从词源来看，"stress"一词有"重压""压抑""压迫"等含义，也有"重要""强调"的含义。

压力这一概念最早于1936年由加拿大著名的生理学家汉斯·薛利（Hans Selye）提出。他认为压力是表现出某种特殊症状的一种状态，这种状态是由生理系统中因对刺激的反应所引发的非特定性变化所组成的。

张春兴认为压力是个人在面对危险性刺激情境中，一时无法消除的威胁、脱离困境时的一种被压迫的感受。

汉斯·薛利认为，所谓压力就是当一个事件（或是外界的一种刺激）使一个人产生不同于平常的行为反应时，这个人会觉得自己的生命似乎受到威胁，因此这个人必须决定面对这样的刺激（事件）的方式"是要攻击还是逃跑"，而这事件或刺激对这个人就带来一种压力。

莱斯大学的相关研究人员则认为压力是指因环境、情境或个人压力与要求造成的一种生理、心理或情绪上的紧张状态或负担。

六、压力的级别

压力有级别大小吗？在生活中如何来区别和鉴定压力级别，我们来举例说明压力的级别（表6）：

表6　压力的级别

压力的级别	举例说明
小	短时间的刺激，如在我们的旁边坐着一个一直抽烟的人；或在火车上听到很吵闹的音乐
中	重要的场合，如参加面试、发言或处理工程中的矛盾与冲突
大	特别重大的事情，如亲人去世、罹患重病或失业

通过分析，检查出压力的种类及级别，只有找到压力给我们带来哪些有关的身心症状及人格特点，经过分析判断，找到问题的症结，才能对症下药。

压力研究的目的是要找到问题的症结，也就是我们要研究压力的目的和意义所在。首先，压力研究的基点是：一定程度的压力对人们是有益处的。压力研究的目的是：探讨那些使个体在压力和承受力之间保持平衡的条件。

对于压力的产生，我们需要冷静地分析、探讨。发生在我们身上的任何事情都有其目的：当发生产生压力的事情时，我们通常不会觉察到事情本来的目的。透过责任原则，我们获得力量并做出不同的选择，就会改变我们内心世界中让我们反感的地方。对于压力的产生，我们需要一分为二来看，凡事都是具有双面性的，而非绝对的。

首先，压力（应激）是个体对某个事件的反应；其次，压力会不时地发生改变；最后，压力的知觉和效应是累积的。

当压力累积到一定量的时候，一定要懂得通过正确、健康的途径宣泄和疏导。心理学家认为，人的不良情绪压抑太久而未得到及时、正确的宣泄与疏导，后果往往是不可想象的。

七、压力对人体的影响

日常工作导致的应激非常普遍。世界卫生组织指出：应激是一种全球性的流行疾病。

美国应激研究所对美国社会流行病的调查结果显示：应激恶化可能导致至少90%以上的疾病。

精神分裂症、抑郁症、强迫症、焦虑症、老年痴呆等研究领域均有相关研究人员提出应激致病假说。

迄今，丰富多样的生活事件是适应应激的唯一途径。

"压力"这个词，近几年来在我们的日常生活中频频出现，以往我们只是用"好累"的表述来取而代之。笔者个人认为：压力虽然给我们的生活带来各种各样的不完美、损害，有时甚至是精神的失常和生命的夭折，但它确实是人生过程中不可缺失的一环。因为压力既有消极的一面，也有积极的一面。

1. 压力积极的影响

①激励人取得成就；②改善状态；③建立自信。

假如说，把人生比喻成登山的话，那压力就是登上这座山不可缺少的一种原材料。压力是生活过程中的一个零部件。压力和快乐并不一定是两种互斥的情感体验；事实告诉我们，这两者可以同时存在于我们的生活体验之中。

人生的路漫长而多彩，就像在天边的大海上航行，有时会风平浪静，行驶顺利；而有时却会是惊涛骇浪，行驶艰难。但只要我们心中的灯塔不熄灭，就能沿着自己的航线继续航行。人生的路漫长而多彩，在阳光中我们学会欢笑，在阴云中我们学会坚强，在狂风中我们抓紧希望，在暴雨中我们抓紧理想；当我们站在终点回望，会发现我们走出了一条属于我们自己的人生之路，既有泪水，又有快乐、幸福的欢笑。

我们既能体会到截止日期给我们带来的压力，同时也能在工作中寻找到幸福、快乐、成就感。我们既可以体会到初为人父、人母时的压力，同时也能感受到自己与亲生骨肉之间的紧密联系，那是一种充满慈爱、欢乐与惊喜的情愫！当我们去参加一场球赛或是去演奏会比赛时，压力与紧张一定会向我们袭来，但这丝毫不会降低我们对球赛或演奏会的热情和兴奋。

当然，当压力累积到一定程度的时候，也会是一股压倒性的力量，它让我们心烦意乱、手足无措，就像热锅上的蚂蚁一样团团转。

例如，结婚生子、卖力工作当个好员工或做个好家长、购买人生中的第一套房子、徒步周游世界、锻炼、甚至性爱都会让人的身体产生非特异性反应。可是，所有这些活动的体验都给我们带来欢乐的感受。压力能够让我们处于巅峰的状态，保持敏捷的思维和快速反应的能力，还能让我们满怀激情地去应对各种饱含压力之事。

我们可以从生理学的角度来看待压力，如果你深入透视压力就会看到这样一种情景：外界压力或是以一种真真切切的形式体现和表现，或是以一种未知的威胁感被我们的身体或大脑感知。大脑会释放出信号让血液循环中充满肾上腺素，使心率增快和血压升高，同时提高呼吸频率，接着肝脏会释放葡萄糖来提升血糖含量，瞳孔会放大，血管会收缩，就此拉开一场战役：压力与我们的身体之间打响这场战役，所有的这一切都是自然而然地发生的。这一生理反应是在瞬间发生的，这一保护机制是为了预防如在森林里突然窜出老虎、豹子等事件时我们不至于被吓死。随着血液中激素与葡萄糖含量的增加，我们也随之会达到人体的巅峰状态。假设让生活在深山老林的人群搬迁到城市里来居住，他们所面临的真正威胁要比实际看上去的多。

压力会在我们的心里慢慢地积累起来，而且会在没有明显征兆的情况下就瞬间爆发出来。

2. 压力的消极影响

①使人的精神负荷过重；②使健康受损；③使人际关系恶劣；④产生行为偏差。

现在，我们对痛苦有了更全面的理解。尽管压力会毁掉我们的健康和快乐，但是快乐的生活却并不是没有压力所带来的结果。如果去掉生活中的大部分压力，我们又会觉得人生百般无聊，生命从此就缺乏挑战与成长——这些又将成为我们的痛苦之源。

目前的研究尚没有证实压力与癌症之间存在必然的联系，但有一些其他的疾病却与这个沉默的杀手有着紧密的联系。压力会间接地导致高血压。压力也会导致焦虑和气喘。失眠、头痛、颈部疼痛和其他身体疼痛都与压力过大有关。压力经常会造成诸如抽烟或酗酒等具有高度潜在风险的行为，当然这类不良嗜好有些也是很严重的个人问题。

八、影响压力大小的因素

影响压力大小的因素主要包括以下几个方面：

第一，压力事件的性质。

第二，个体因素。①个体心理因素：经验与阅历、准备状态、认知和性格。②个体生理因素：年龄、健康状况、运动、营养和休息状况等。

第三，外在环境因素：文化背景与社会道德观念、家庭环境、社会支持系统和企业支持系统等。

第四，压力源。①个人方面：生理层面、心理层面和其他层面。②家庭方面：亲属关系紧张、重大事故、经济拮据和家庭暴力。③组织方面：任务方面、角色方面、人际关系、组织结构和组织环境。④社会环境方面：政局动荡不安、治安败坏、过分都市化、社会期待和舆论压力。

各类常见生活事件造成的压力感程度见表7。

表7　常见生活事件造成的压力感程度

序号	生活事件	压力感	序号	生活事件	压力感
1	丧偶	100	5	直系亲属死亡	63
2	离婚	73	6	受伤	53
3	夫妻分居	65	7	结婚	50
4	坐牢	63	8	失业	47

序号	生活事件	压力感	序号	生活事件	压力感
9	复婚	45	24	触犯刑法	29
10	退休	45	25	取得杰出成就	28
11	家庭成员生病	44	26	配偶开始或停止工作	26
12	怀孕	40	27	开始或结束学校教育	26
13	性生活不协调	39	28	生活条件的改变	25
14	新家庭成员诞生	39	29	改变个人的习惯	24
15	调整工作	39	30	与上司闹矛盾	23
16	经济地位变化	38	31	工作时间或条件改变	20
17	其他亲友去世	37	32	迁居	20
18	改变工作行为	36	33	转学	20
19	一般家庭纠纷	35	34	娱乐方式的改变	19
20	借贷大笔款项	31	35	宗教活动的改变	19
21	取消抵押或贷款	30	36	社会活动的改变	18
22	工作责任改变	29	37	少量抵押和贷款	17
23	儿女长大离家	29	38	改变睡眠习惯	16

第五章　减压

序号	生活事件	压力感	序号	生活事件	压力感
39	家庭成员居住条件改变	15	42	过重大节日	12
40	饮食习惯改变	15	43	轻度违法	11
41	休假	13	—	—	—

第二节　简单生活以减压

　　大道至简，生活本来很简单，只是我们自己把生活搞复杂了。人类自古以来，随着环境的变化而做出趋利避害的积极改变来顺应环境变化，并根据总结的自然规律加以改造环境，实现人与环境的高度和谐统一，这就是所谓的天人合一。春生夏长，秋收冬藏，日出而作，日落而息，周而复始，一代又一代地繁衍生息。

　　然而随着时代发展到物质文明高度繁荣的今天，我们的生活在变得更为方便的同时，也带来许多身心的烦扰。由于胡吃海喝，不知节制，导致今日的"富贵病"高发；生活节奏的变化，打乱了我们本来规律的身体节律，导致体质的下降，产生各种新的难以治疗的疾病；没有正确的世界观、人生观、价值观的指导，导致我们的心被外面琳琅满目、光怪陆离的商品与社会活动所吸引、牵绊，为满足自己这些过多的欲望，劳财伤命，甚至铤而走险，走上犯罪道路。

物质文明的高度繁荣并没有给我们带来相应比例的幸福感的增加，反而使我们觉得愈加身心疲惫，这就是我们现代人身心所面临的困境。所以我们提倡简单的生活方式、节俭的生活态度，就是要做到简单而不寒酸，消费有度，身心合一，颐养天年。

一、什么叫简单生活

简单生活就是指让我们身心轻快地生活。

简单生活的标准：简单是相对复杂而言的，什么样的生活才可以称为简单呢，是否可以用生活的忙碌程度来评判？是否可以用目标的高低来分辨？简单生活的标准至少有这样一点应该是大家都认同的，那就是这样的生活能带给我们的是自信和快乐，而不是沉溺和满足；这样的生活是我们力所能及的，而不是超负荷的，令人身心疲惫的。

一个人真正的满足感来自自我价值的实现。如果沉溺于物质带来的小满足、小感动，很快就会被物质俘获，失去前行的动力。人的心灵空间是有限的，不要被太多的物质挤占。留下的空间越多，人生才能有更多选择，有更多可能。

真正做事的人，一定分得清"轻重缓急"。先做急切而重要的事，再做轻松而急切的事，再做重要但是不着急的事，最后做不重要也不着急的事。合理规划时间，合理安排任务，工作才能井井有条，不至于杂乱无章。

人是社会动物，如果彻底脱离社交，离群索居，对于大部分人来说会寂寞难耐。但是如果社交太频繁，从一个饭局跳到另一个酒局，热衷于对陌生人说几句场面话，会导致真诚的交流无法展开。社交不能太多，也不能太少。三五知己，偶尔坐在一起聊聊天，其实就是人生莫大的幸运。

成年人的世界里，要学会断舍离。有些无能为力的事情，有些再也无法挽回的人，要尽快学会告别。告别旧的，才能迎来好的。人生是一个不断负重的过程，但也是一个不断放下的过程。放下过去的事，尝试接受新的事物，才能拥有更美好的未来。

人生一定有些让我们暴怒、焦虑的事情。当情绪无法控制的时候，我们都会歇斯底里，变得不像自己。而情绪的回响有时候也会日日折磨，让我们的生活变得乱七八糟。情绪是猛虎，而我们都应该成为自己的驯兽师。学会管理情绪、释放情绪，才能掌控情绪。一个不为情绪所累的人，才能算是一个自由的人。

庄子曾说：鹪鹩巢于深林，不过一枝；鼹鼠饮河，不过满腹。鸟在树林里做窝，只需要一个树枝；鼹鼠喝河水，也不过喝满肚子。人其实和它们一样，需要的很少，很容易就满足。但是很多人却不知道节制欲望，总是无休止地索取，无止境地贪求。有豪车要豪宅，有豪宅要别墅，有别墅要山庄。欲望早晚会超越个人的能力，最终把人压垮。幸福不是外在的东西可以衡量的。真正的幸福在人心里。学会知足常乐，不被欲望所累，人生才能真的得到心安洒脱。

现在的信息不是太少，而是太多。一部手机里安装了几十个软件，一天几百个消息通知。我们已经被信息淹没。信息太多的时候，我们反而成为信息的奴隶。一会儿关心这个，一会儿关心那个，反而抓不到重点，让人变得浮躁起来。精简消息渠道，挑选那些有价值的信息源对我们的身心健康非常重要。把更多的时间放在行动上，才能让自己获得进步。

很多人经常因为设定过高的目标而导致获得感丧失。太高的目标让人很难通过努力完成。人在大量付出辛劳之后，却没有任何奖励，再多的热情也会一点点被耗尽。所以要学会把大目标分割。只有这样，前行的路上才能不断获得反馈，不断获得成就感，事情才能继续做下去。一步一个脚印，才能慢慢抵达远方。

世界上很多事情都是在行动起来之后，才发现自己真正要走的路。预设的路线纠结再多，也可能被轻松颠覆。所以不必纠结太久，不必思虑过多。铁匠没样，边打边像。先把事情做起来，慢慢地事情就有了眉目。不必纠结，一个行动，很多时候胜过一万次的深思熟虑。

二、如何达成简单的生活

1. 认识自我

虽然认识自我是一个终生的过程，但基本的对自己的正确认知应该在 30 岁（三十而立）左右形成，这依赖于基本的知识和较为丰富的社会阅历。知识、经验，乃至社会上不同的人、不同的事，这些都是我们人生的镜子，只不过这些镜子有些是凹面镜，有些是凸面镜，有些是磨砂的镜子……所以我们需要综合判断，多照几面镜子，这样才能较为清晰地认识自己。每个人生活在这个世界上，都有着其与生俱来的特质，也有着生长过程中形成的秉性与喜好，就像黑种人的爆发力强，黄种人的灵巧性好；有些人性格开朗，适合参加社会活动；有些人内向沉静，适合从事学术和技术一类的工作。每个人都不是全能型的人，认清自我才能做出正确的选择。

2. 正确选择

正确选择包括选择事、选择人。在认识自我的基础上，选择适合自己个性和喜好的工作和事业，让占据我们人生中最美年华，占据我们每天最美时光的工作或事业带给我们自信和快乐是十分重要的。有人说：如果人生的主要目标能和自己的兴趣相互结合的话，那么，这不仅仅会为自己的人生增添很多快乐，还会激发自己的潜能，推动我们成长的速度和我们的成功。兴趣可以给成功做最好的助力，最大限度地激发人的潜能。让我们可以长期专注于做某一件事，内心的执着可以帮助我们摒弃外界的干扰因素，让我们一个阶段一个阶段地深入探索，我们将付出一生去践行这一件事情。

同时选择能够与我们相互欣赏、相互兼容的人做自己的伙伴、朋友乃至爱人，与他们共度人生，这是一件非常美好的事情。近朱者赤，近墨者黑。人无法决定自己的出生，却能决定自己往后的人生，当我们选择和对的人在一起，生活会拨云见日；和错的人在一起，生活则每况愈下。

3. 目标专一、量力而行

人人都有欲望和理想，人生也需要目标。但是人生有尽，欲望无涯。认识到每个人都有自身的局限性，认识到环境条件也非时时如愿，世界非因你我而存在，少欲知足，确定自己力所能及的目标，才可以享受到成功的喜悦。要将自身的注意力集中到一点，这样我们才可能在最短时间内以最高的效率达成目标。专注使人沉静，专注有益身心；而注意力分散则会使人心浮气躁，身心疲惫。

"为道者，损之又损"，损在古汉语中是减法的意思，意指修道的人要做减法，要将生命的负荷减至最小。在现实生活中，在欲望和诱惑面前大多数的人做不到用减法，我们总是在做加法，希望拥有的越多越好，要名、要利、要房子、要车子……那么退而求其次呢，做不到减法，我们是否可以简单一点儿呢，找一个相爱的人，做自己喜欢的事，确定一个力所能及的目标。这就是简单的生活、快乐的人生！就像我们每个人的孩童时期一样，要求简单、欲望最少、最容易满足，但却最快乐！

如果心里整天想很多问题，患得患失，再好的季节都是灰暗低沉的。尤其是我们现代人面临各种各样的问题，保持什么样的心态就更加重要。现代人生存成本很大，什么房奴、车奴、卡奴，仅仅这些称谓就让人感觉到一种压力感和焦虑感。如何化解这些焦虑感、危机感呢？就需要我们对我们的需求有一个清醒的认识。

七情六欲完全合情合理。但仔细想想，我们的很多欲望是不是每个都合情合理呢？其实未必。我们心里很多的欲望是失控的，变成了贪婪的欲望，这使得我们会对物质条件盲目且无止境地追求。我们通过不断占有来满足自己的欲望，占有吃的、穿的、住的……当我们拥有这一切之后，新的欲望又接踵而至。在有房子、车子、票子、妻子、孩子、位子之后，我们还是不会满足，又会产生虚荣的攀比之心，希望自己拥有的一切都要超过别人：衣服要比别人讲究，住宅要比别人豪华，地位要比别人显赫……这种相互的攀比带来的竞争使得我们每个人都身心疲惫。每个人都在竞争的巨大压力下，努力适应着这个浮躁的快节奏的社会，努力扮演着自己的角色，努力跟上时代飞速前进的步伐。这能不累吗？

我们要做到回归生活的本真。一切都应尽量回归事物本来的实际作用上。这包括我们具体的衣、食、住、行等非常实际的需求。衣服是用来遮体御寒的，朴素简单即可；食物是用来填饱肚子的，粗茶淡饭，饱腹即可；房子是用来遮风避雨的，干净整洁即可；车子只是用来代步的工具，安全方便即可。有人说这样是不是太简单、太寒酸了，只能说要量力而行，适可而止，否则就会物极必反。爱自己要懂得如何爱自己，爱得不对，不仅不会使自己受益，反而还会害了自己。

如何摆脱这种恶性循环的困境呢？我认为首先要量力而行，给自己一个定位。还是那句话，"简单才自在"。欲望少一点儿，快乐就多一点儿。

简单生活作为一种概念，有别于那种受迫于贫困的生活，是一种自愿选择的生活方式。简单生活，不是贫苦、简陋的生活，它是经过深思熟虑之后，表现真实自我，生活目标及意义明确的生活，是一种丰富、健康、和谐、悠闲的生活，把生活安排得健康、简朴有序。

大厦千间，夜眠八尺。这正是哲人先贤流传下来的简单生活的智慧。过多的物质，于我们而言并无益处，反倒会成为生活的累赘。

我们要学会经营自己的生活，而不是天天混日子，也不是天天熬日子，而是天天享受日子，这就需要经营日子。心境简单了，就有心思经营生活；生活简单了，就有时间享受人生。

首先，我们从思想上做到简单生活，将生命放在那些真正重要的事情上，解放我们的心灵。让我们感到疲惫的是复杂的人际关系，对亲密关系缺失的恐惧，对潜在社交资源的渴望，都在消耗着我们的精力，让我们花很多时间、精力去与人维持可能性。更轻松的生活，需要精神世界的简单。不去想太多是要把有限的精力用到干事业、做有价值的事情上去，而不是什么都不想做，成为懒汉就不对了。

其次，从物质层面上做到简单生活，这不是简单地抵制消费。很多时候是人们对自己的占有物赋予了过多的意义，将物质需求放在过高的位置，忽略了其他重要方面，比如人际关系、生活热情、精神健康等。我们的不愿分享、嫉妒他人的财物、占有欲强都是物质主义的表现。物质主义是一种价值倾向，人们将获得物质财产作为人生的核心目标，觉得占有物质才是通向幸福的关键，认为一个人的成功与否取决于人所拥有的物质财富。物质主义激发人们内心的占有欲，当人拥有很多物品，就渴望得到更多，对生活更加难以满足，这种对物质的占有欲使人分心，无法将精力分配到真正值得做的事情上，从而影响心理的健康，欲壑难填就会诱发多种身心疾病。大家有没有这种经历：在打扫卫生时觉得这个也有用，那个也有用，放了一年又一年，最后搬家时又通通丢掉。一般规律来讲：一件物品在 18 个月之内如果没有被使用过，多半是因为我们根本不需要。有些东西有两件或更多，可先留一件使用，将其他的打包在一个箱子里，当你需要时再取出，那些存在箱子里 1 个月都没碰的东西就可以考虑扔掉或捐赠。

请记住，人生不能负重前行。

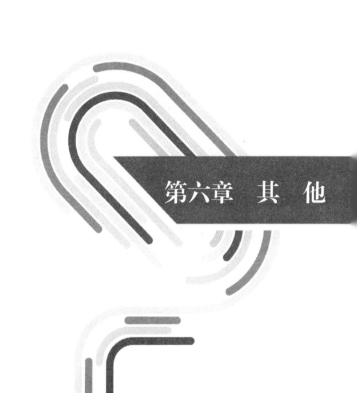

第六章　其　他

第一节　保健灸法

一、保健灸的发展

我国古代早有"上工治未病"的思想。如《素问·上古天真论》中说："……上古之人，其知道者，法于阴阳，和于术数，食饮有节，起居有常，不妄作劳，故能形与神俱，而尽终其天年，度百岁乃去。"这是说：上古时候的人们，大都懂得养生的道理，取法于这种方法，运用养生防病的技术，饮食有节制，作息有常规，不去无故消耗精力，所以能够身体健康，精神饱满，活到他们应该活到的年龄，到百岁之后才死去。这与"预防为主，保障人民健康"的精神是一致的。

历代有许多医学家也很注意养生保健的问题，如三国时代的名医华佗，就发明了五禽戏（虎、鹿、熊、猿、鸟），教人学习这五种禽兽的动作，锻炼身体。他们相信"流水不腐、户枢不蠹，以其动也"。也就是说，流动的水不会腐臭，活动的门枢不会被虫蛀，均是因为经常活动的关系。五禽之戏，也成了现在保健操的蒿矢。

现在，有很多人采取各种积极有效的养生措施，如打太极拳、跑步、游泳、打球、练武术、做广播体操等，用不同的方式锻炼身体，增强体质，促进健康，使自己精力充沛，精神愉快，寿命延长，能更好地工作。

保健灸法是自古以来的防病治病之术，明代高武在《针灸聚英》中说："无病而先针灸曰逆，逆，未至而迎之也。"使用灸法保健防病称为"逆灸"。俗语说："若要安，三里常不干。"就是说若要身体健康长安，就要常灸足三里穴，勿使灸疮干燥、结痂愈合。这是古人在长期实践中总结的经验。我国古代的人们很注意健身灸，往往把灸疗当成生平大事，有的定期施灸，终身不渝，以促进身体健康。

现代中外学者利用医学科学知识，进行试验研究，证明灸后可以调整脏腑功能，促进新陈代谢，改变血液成分，增加白细胞吞噬能力，增强免疫力，提高健康水平。因此，更能引起人们对保健灸法的重视。

保健灸法既经济节约，又简单方便，只需由针灸医生点穴，自己就可以施灸。这要比进参茸补药、吃珍贵补品等保养身体经济实惠得多。许多医学家认为："尽信药不如无药，药补不如食补。用药如用兵，不得已而为之。靠医药不如靠自己，医药能治病，亦能致病。是药都是毒，有利必有弊……"这些话真是经验之谈、肺腑之言，值得注意。由于现代医学科学飞速发展，新技术、新疗法、新药品日新月异，不断出现，给人们带来许多幸福体验。但目前人们已经渐渐察觉，有些药品对人体是有害的，造成的医源性疾病和药源性疾病越来越多，即所谓"医药公害"。因此，不得不寻找更理想的方法——无药治病之术。如练中医传统导引功法、太极拳、矿泉浴、择地疗养、饮食疗法、针灸疗法等。这正符合我国古代《易经》上说的："无妄之疾，勿药有喜。"就是说，得了病不胡思乱想，心情舒畅，安心静养，不吃药也可自愈。这种哲学思想，也是当前医学发展的新趋向。因此，为提高人民的健康水平，我们要大力提倡保健灸法，大力推广保健灸法。但要提一下的是，笔者并不是故意贬低药物的作用，而是说药物要合理使用，而不要迷信，更不能滥用。

二、保健灸的实效

在我国历代针灸著作中，散见有许多使用灸法防治疾病的验案，为节省篇幅，这里不多收载。直到现在，还有人仍然在继续使用灸法养生保健。我们在临床上常应用灸法，确实收到了良好效果，有的甚至是意料之外的，实际例子很多，不胜枚举。

保健灸法传到日本以后，颇为盛行，如他们的民间谚语中有"勿与不灸足三里之人做旅伴""旅行灸三里，健步行如飞"。他们也主张长期施灸，如日莲上人给他的信徒书札中写道："请注意珍摄，并于三年间始终善为灸治。"

日本德川幕府将三里灸列入政府健民政策的内容，曾于庆长二年颁发文告说："春秋施灸，以防疾患。人固应勤于所业，然有所患则业废身弊，不可不知，妇孺亦然。"《云锦随笔》上记载：德川幕府时代，江户（现在的东京市）的永代桥建成时，曾召三河国的百姓万兵卫进行"初渡"，按当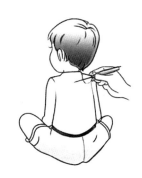时习惯，每一座新桥建成，都要邀请年龄最高的长者第一个踏桥渡河，万兵卫因此而被召见。在举行初渡时，德川将军（当时日本的实际统治者）曾问万兵卫有何长生之术。万兵卫答道："这事不难，我家祖传在每月的月初八天连续针灸三里穴，始终不渝，仅此而已。我虚度一百七十四岁，妻一百七十三岁，子一百五十三岁，孙一百零五岁。"三里长寿之灸，因此而日益盛行，并且灸法也日益成为日本人日常生活中的一项内容，日本习俗在养生灸中提倡：婴儿期灸身柱，以促进健康发育；十七八岁灸风门，以预防感冒；二十四五岁灸三阴交，以使生殖系统健康；三十岁以后灸足三里，以健胃强身，防止衰老，预防一切疾病；到了老年则增加曲池之灸，以防止视力减退，抵抗病邪，使耳聪目明，牙齿坚实，血压降低，预防脑卒中。

20 世纪，日本医学科学日益发达，对于民间流传的保健灸法又进行了医学实验和临床实践。据东京小儿研究所砂田博士的研究报告：对儿童进行身柱灸的结果，比之不灸的儿童，发育显著良好，夜啼也在数日后痊愈。在日本的山阴、四国等地，人们普遍认为小儿出生后百日内灸身柱可以无病成长。因而几乎所有小儿都进行身柱灸。为增强国民体质，1937年日本又掀起国民三里灸健康运动，主张在民族医学、工厂医学、学校医学中提倡集体养生灸法。

三、保健灸的方法

保健灸在国内外实践中已经取得相当好的效果。其之所以能得到广泛采用，一个重要的原因就是简便易行、效果明显。灸法比针法还要容易，因为取穴不多，便于掌握，只要经过医师指点一次，或者按图取穴，就可以自己操作，或者家人、朋友互相操作，从而达到保健的目的。

四、保健灸的穴位

其中关键问题在于取穴和操作技术。十二个主要穴位为大椎、风门、身柱、脾俞、肾俞、中脘、关元、曲池、郄门、足三里、阳陵泉、三阴交。

上述十二个主要穴位，都是常用于保健灸的穴位。应用时，可根据个人的身体素质和脏腑功能的偏盛偏衰，以纠偏补弊的原则，有重点地选择配方。现举例配方如下：

1. 呼吸系统

风门、身柱、足三里。

2. 心血管系统

高血压：风门、曲池、足三里、阳陵泉、绝骨。

冠心病：身柱、郄门、三阴交。

3. 消化系统

脾俞、中脘、足三里、阳陵泉（胃酸过多）。

4. 神经系统

大椎、身柱、肾俞、足三里。

5. 泌尿生殖系统

肾俞、关元、三阴交、足三里。

6. 一般强壮

作为一般强壮施灸者，可取足三里、中脘、关元，或单灸足三里就有很好的健身作用。小儿灸身柱穴。

以上介绍保健灸的六组基本穴位，可以因人因病选择使用，每组用三四穴即可，不必全用。灸的日期、时间，可根据具体情况而定，如为强壮保健之目的，可以三五日或一周施灸一次，每次每穴灸三、五、七壮，艾炷如麦粒大小即可。如遇急性病或疾病发作时，可以每日施灸或一日灸数次，艾炷及壮数亦可加大、加多。其中有些穴位，对动脉硬化、高血压、心绞痛有效，有预防脑卒中的作用，有心血管疾患的人，更应坚持施灸。

保健灸法，一次不过 10 分钟，既无多大痛苦，又不费事，长期施灸，坚持下去可以提高健康水平，值得大力推广。

第二节　解读"形与神俱"

《黄帝内经》中提到形与神俱、真气从之、气脉常通和肾气有余四点是人类能活到 120 岁的四项生理基础。现就形与神俱一项，试做解读，愿天下人皆尽终其天年，度百岁（120 岁）乃去。

一、形与神的关系

人之一切有形之脏腑、肌肉、筋骨、皮毛及气血津液等物质叫作形。人之精神意识、魂魄意志、记忆、思维、七情及协调能力谓之神。人之神充满于形体中，形体的生成活动受神的支配和控制，二者协调统一、互根互用，形生神、形藏神及神御形，调三真、和喜怒、节脏腑、和气血、耐疲劳、控制生长、耐过敏等这些神与形的关系叫形与神俱。

1. 形生神

人体的气血津液等有形物质是生化神的基础，如果出现血虚、精亏等形质不足的情况，神的产生必然因之而减少，出现神弱，严重时甚至会出现失神之危象。形之质量、性质也会影响神的活动。过多的燥热物质，或者是血热、血燥会引起神的兴奋或狂躁，出现精神方面的症状。

2. 形藏神

形藏神主要是五脏对精神的固守，心藏神、肺藏魄、肝藏魂、脾藏意、肾藏志。精、血、津液也有藏神的作用。心不藏神则神乱、神昏，且处事不智、健忘、失忆、笑不休止，或失去谋虑，惊魂不定，或怒不可遏；肺不藏魄则喜乐无极，自以为是，或悲不自禁；肝不藏魂则多梦、多呓、神魂颠倒；脾不藏意则意念飘逸，或思念不解；肾不藏志则志乱而多变，志不专、志不定、志不坚。

3. 神御形

人之真气、真阴、真阳及宗气、营气、卫气等都是有形、有质之细微物质，皆属形。血之帅为气，气之帅为神。气在人体的运动速度、部位的分布和量之多少均受神的控制。精神紧张，血压升高此为神怒则气逆；恐惧可引起血压下降，严重时休克，此为神恐则气陷；思虑过度则气结，此为神凝则气滞；精神涣散则肌肉无力，此为神散则气失等，故有怒则气逆、喜则气缓、思则气结、恐则气下、悲则气消、惊则气乱之论。

二、如何做到"形与神俱"

运行在经脉中之气叫"经气"，又叫"真气"，《黄帝内经》有："真气者，经气也。"一般情况下经气的运动和部位之分布不受人的意志控制；但有素养的中医师和养生家，因为他们有深厚的功底，其经气的运行速度或在经络中分布的孰多孰少、运行方向等在一定程度上可受人的意志控制。这种方法叫"意导气"。神可导气这一原理，运用于健康长寿、防病治病，特别是对目前医学界尚属疑难疾病的慢性胃炎、支气管哮喘、慢性气管炎等有着卓越的效果。

1. 调三真

人体中有的真气、真阴和真阳谓之三真，《黄帝内经》中叫真气，"真气从之""病安从来"，一生不病，或只发轻浅疾病，或病亦可自愈者，我们叫"不病"的体质。三真是人体最根本的免疫力，三真从之，邪不可干；三真又是最强大的维持人体平衡的调节能力，三真从之，内患不生。人之神通过调喜怒、节脏腑、和气血、布精气、别喜恶、适寒温而维持人体的健康。

2. 调喜怒

人之七情有太过，大怒伤肝，使气血上逆；大喜伤心，使气血涣散；大悲伤肺，使气血郁结；大恐伤肾，使精气下陷；久思伤脾，使气结血凝。神可调喜怒，减轻对脏腑气血的伤害。

3. 节脏腑

脏腑的活动都有平、弱和亢三种状态，平是平和正常，弱是虚弱衰退，亢是有余亢进。此三态神予之调节。神通过经络、气血和阴经调节内脏的活动。心脏神经官能症之心动过速，神经性呕吐、癔症、多动症、肌无力及"神不使"之瘫痪、尿崩症、闭经、精神分裂症等疾病都是神节制脏腑功能或衰弱或亢进的表现。我们通过药物、针灸和调节精神的方法，使这类疾病得到有效的治疗。

4. 和气血

气为血之帅，气行则血行；血的运行赖气的推动；气能生血，肝气、脾气、肾气和胃气生血的功能很强，血之滋生赖气而生成；气能摄血，血受气之统摄，贮于脉中；气能温血，血得气而温和。血为气之母，血化生为气；血可载气，原气、宗气、营气之精气及体内的浊气依靠血而运载；血可敛气，气宜耗散，得血而守于内，气不泄、不脱。气血正常的生理关系，神通过脏腑、经络而使之协调，神的协调功能正常，则真气从之，气脉常通。《黄帝内经》说："精神内守，病安从来。"

5. 耐疲劳

神有耐疲劳的功能，精神饱满、舒畅专注者，无论是脑力或是体力劳作，都不会过劳，《黄帝内经》中说："是以志闲而少欲，心安而不惧，形劳而不倦，气从以顺，各从其欲，皆得所愿。"在极度疲劳时，一时精神振作，仍可完成劳作。遇到险恶时，常可勇往直前，不感疲劳。所以，神有耐疲劳的作用。

6. 控制生长

某部位的增生、肥厚、硬变可因这个部位经常处于多磨损、多变压等原因引起，如足垫、手茧，某部位的骨质增生都是在神的控制下生长的，具有保护作用，生长至一定程度便停止，不会无限制地生长。恶性肿瘤是神失去控制的一种病态的生长。生长不停止，直至导致相关脏腑的功能衰竭。三真不足或因此而引起的三真失从是肿瘤生长的直接原因。神的作用能否控制其生长是恶性肿瘤和良性肿瘤的区别，前者失去控制，三真妄乱，后者可以控制，三真在局部生长过亢，整体仍能控制，三真基本协调。正因为如此，我们运用守神导气的方法，配合"三参饮""千金夺命散"是一种治疗恶性肿瘤的良好方法。

7. 耐过敏

过敏和耐过敏，《黄帝内经》称为"喜恶"。对风邪过敏，是真气不足和肝气不足；对寒邪、湿邪过敏是真阳不足和脾阳不足；对火、热、燥邪过敏是真阴不足和肺、肾阴不足。不管是对何种原因过敏或耐过敏，神对过敏原的识别作用及其随之发生的过敏反应是关键，我们在很多患者那里可以准确地得知：他们听到其他人说起某种事物时就会引起过敏反应，并不需要直接感受到过敏原。

荨麻疹是对风或风寒过敏的一种皮肤病，受风寒或单纯风的原因可引发，皮肤出现大小不等的红色疹块或丘疹，发病急，消失也较快，真气虚是其根本原因，补益真气则愈，少则一周，多则两周，再发率很低。

过敏性鼻炎、风寒感冒等病用补益真气的方法治疗可收到同样的疗效。过敏性哮喘是对寒邪过敏（主要）的一种呼吸系统疾病，受风寒或冷饮食易发作，真阳虚是其根本原因，以蛤蚧、鹿茸、附子、干姜为主的温补真阳的方法，可治疗本病。少则一周，多则两周。风湿病、类风湿虽然是多种因素引起的，湿是其主因，阳虚和脾阳虚是其根本原因。上述方法加健脾、祛风湿方法，临床证明有佳效。

过敏性紫癜和过敏性肠炎是真气虚、脾气虚而不能统血的一种血液病，用补益真气和统摄血液的方法治疗效佳。治疗过敏性疾病在其主方的基础上都要适当的加添益神、健神、壮神、凉神、温神的药物和耐过敏的"导气法"。《灵枢·根结》有言："志意者，所以御精神，收魂魄，适寒温，和喜怒者也。""能夏不能冬""能冬不能夏"及喜恶理论，以及《伤寒论》所载的"风家""湿家""寒家"等文献都是很实用的过敏论。

第三节　养脾八法

一、脾在生命活动中的重要性

第一，脾是气血之海；第二，脾是精气之源；第三，脾能生成正气；第四，脾能消除体内有害物质（"能化糟粕，转味而入出者也。"见《素问·六节藏象论》）；第五，脾气壮则五脏六腑皆壮；第六，脾虚则百病由之而生焉。在我国，胃癌、结肠癌、直肠癌、食管癌、胰腺癌这些疾病的发生都与脾有直接关系，所以调养好脾，多半的癌症都可以得到预防。

二、养脾的重要性

第一，防气虚；第二，防气陷（防脑供血、心供血、肾供血、目供血等不足）；第三，防血虚；第四，防出血（脾不统血和止血）；第五，防营养不良；第六，增强免疫力；第七，防慢性中毒；第八，防肥胖；第九，防动脉硬化（防痰湿）；第十，健肌肤、唇红、皮肤光泽、不皱、不干燥、肌有力；第十一，增强血管的收缩力；第十二，防癌症、癌变、防复发。

三、养脾八法

1.脾喜升而恶降

味轻扬者主升，辛味主升，咸味主降。多食辛，如辣椒、生姜等；少食咸，如盐、海产品等。

2.脾喜温而恶寒

不热不寒之饮食有健脾作用，"热无灼灼，寒无沧沧"，进食灼热饮食，易患食管癌；进食寒冷食物，易患慢性胃炎。脾消化水谷需要温和的环境。① 38 ~ 39℃：胃阴腐熟作用好，胃阳湿化作用强。②过热伤胃阴——胃肠燥热。③过寒伤胃阳——胃肠虚寒。

3.脾喜燥而恶湿

勿饮水过多，多则易湿，淡胃酸，影响消化，多则伤肾。甘肥勿过，甘肥为湿，湿多则易生痰，易肥胖，易动脉硬化，易伤脾。

味过于酸，肝气以津，脾气乃绝——胃溃疡、十二指肠溃疡和慢性胃炎。

味过于苦，脾阴虚，胃火燥。

无糖、无油之干馍片，健脾胃。

居住环境不可潮湿——伤脾，青砖、白灰墙可防潮。

衣着选择透气、吸水、柔软之棉织品。

4. 脾主肌肉，锻炼可以健脾

勤劳锻炼健脾，懒惰伤脾，久坐伤肉。锻炼促进消化，促进营养物质的气化，增进食欲。

5. 情志平和、喜悦健脾

怒伤脾：胃肠蠕动增强，胃酸过多——反流性胃炎。

忧思伤脾：胃肠蠕动过于缓慢，胃酸分泌减少——胃中细菌不能被杀死，胃炎、消化道肿瘤易发。

饮食时不说话，不教训人，不可用言语伤害别人。饮食务要干净，颜色好看，形状好看，不暴饮暴食；食器雅，配音乐、歌舞，可以起到调神健脾的作用。

食材务必新鲜。

6. 脾易中毒，排泄保通畅

不洁之物易从口入。

宿积之物易生内毒。

酒毒、烟毒、药毒等慢性中毒易生癌症、肝硬化、气管炎、慢性胃肠炎。

7. 主升清又主降浊，脾胃是升降出入的枢纽

脾气宜升，胃气宜降，升降相因、升降平衡则脾气健壮，应注意以下几点：①纳入宜适量，以 85% ~ 90% 为宜，保持胃的升降运动。②保持大便通畅，及时清除肠道的宿食、宿便和浊物，多食含纤维的蔬菜、芹菜、萝卜等。③保持两小时左右的胃肠空闲，以防壅滞。④饭后轻走主降，而饭后即平卧易使食物反流，伤脾胃。

提降膈肌法是升清降浊的有效方法：吸气时上气海提扩，使横膈膜上升至极。呼气时，下气海放松，尽量下沉，尽量扩大。每日 1 ~ 2 次，每次不少于 10 分钟，于饭前半小时或饭后两小时进行。

8. 脾胃喜平淡而恶厚味

喜味淡的食物或药物，辛甘淡养脾胃，酸苦咸易伤脾胃。

性平的食物或药物，不寒、不热谓之性平。如小麦、米、

白菜等；药物如党参、高丽参、西洋参、茯苓、白术、山药等。

气味足的食材，季节性食材如春天的韭菜、大蒜，以及冬初的大葱，即五季的主菜。

脾胃喜五味而恶单一：杂养脾，单伤脾。

日常饮食应当做到五谷、五畜、五菜、五果搭配，酸、甘、辛、咸、苦五味协调，青（绿）、黄、白、红、黑五色具备。五味平衡，不可太过。

后　记

　　一本书的完成需要许多人的默默奉献，《绿色生活话健康》一书的形成与完善和大家对我的关爱是分不开的，本书闪耀着集体的光芒，是所有参与者及幕后勤恳操劳者智慧的结晶，正是由于大家的无私奉献才使得本书及时面世。

　　本书中众专家力图以专业的观点、浅显易懂的语言、翔实的内容、简便廉验的实用方法来讲解，再次向大家表示崇高的敬意。"绿色生活"是一个开放的平台，在减重、减毒、减负、减癌、减压方法的指导下，一定会随着时代的进步演绎出更新、更好的内容，我们随时欢迎大家提出自己对绿色生活的最新见解，使之能够与时俱进，以造福更多的受众。